JN004077

サラサラ血液を手に入れる

血流劇的改善法

三上信久
MIKAMI NOBUHISA

幻冬舎MC

サラサラ血液を手に入れる

血流〝劇的〟改善法

はじめに

慢性的な肩こりや頭痛、手足の冷え、月経異常、不眠……。

これらの不定愁訴や慢性的な体調不良の多くは、原因がよく分かっていません。しかし、実は多くの場合は血行不良によって引き起こされていると考えられます。この血の流れが悪くなり、滞っている状態を東洋医学では「瘀血《おけつ》」と呼びます。

瘀血はいわゆるドロドロ血液といわれる状態に近く、血液が毛細血管を通りにくくなるためさまざまな健康上のトラブルを引き起こします。肩こりや冷え性などの一般的な体調不良のみならず、腎不全や網膜静脈閉塞症、深部静脈血栓症などの難治性疾患の原因ともされています。

東洋医学ではこの瘀血の治療のために血の巡りを改善すると考えられている「桃仁《とうにん》（桃の種）」の入った漢方薬などを使ってきました。しかし、これはあくまで一時的に血流が良くなる程度のものです。また、これは東洋医学特有の観点のため、西洋医学の場合、この血液が滞る瘀血を病因として診断することはそもそもなく、諸症状に対する対症療法にとどまることが一般的です。そのため、完全に瘀血を治療することは難しいのが現状なのです。

私は青森県八戸市で漢方薬も取り扱う内科クリニックを営んでいます。クリニックでは瘀血の原因治療として西洋医学的な観点からワーファリン治療という新たな治療法を実施しています。ワーファリンとは血液を固まりにくくする抗凝固剤で、心房細動を有する患者が脳梗塞や肺梗塞を予防するために使用する薬です。

私が初めて瘀血に対してワーファリンを処方したのは61歳の男性患者で、動悸、胸苦感、後頭痛、下腹痛などの症状が見受けられました。数年前から他院で心臓神経症と診断され治療薬を服用していましたが、まったく効果がないため、私のクリニックを受診してきたのです。

当初は私も心臓神経症という診断をもとに、それまでの治療薬に加えて精神面にも効果のある漢方薬を投与したのですが、いっこうに効果がありませんでした。

初診からしばらく経った頃、たまたま血流検査をした際に、血液が非常に固まりやすい状態にあることが明らかになりました。いわゆる瘀血の状態で、瘀血を原因とするならば、患者にあらわれた諸症状にも納得がいきます。通常瘀血に対しては漢方薬を処方するところですが、私は血液が固まりにくくなる薬を処方すれば効果があるのではないかと考えました。そこで抗凝固剤であるワーファリンを投与したところ、7カ月で症状は消失しました。それまで服用を続けていた治療薬も私の漢方薬も、まったくいらなくなったのです。私は偶然血液検査をしたことで東洋医学的な見地から患者の抱えていた問題の原因が瘀血にあったことを知り、そこに西洋医学の治療薬であるワーファリンを投与することで血液の状態を改善し、病気を完治に導いたのでした。

以来約20年の間、ワーファリン治療を目的として来院する患者は徐々に増え続けています。足の冷えやしびれ等の訴えで治療を始めた人が多いのですが、血液の状態が改善されることでそのような症状がなくなるのはもちろん、その他の不定愁訴も発生しなくなっています。

本書では不定愁訴や慢性的な体調不良から難治性の疾患までさまざまな病気の原因が実は血行不良である瘀血にあることを明らかにし、その治療にワーファリンが効果的であることを治療法や自宅での対処法などを交えながら解説します。血流を改善することによって人生１００年時代を健康に過ごす一助になれば、著者としてこれほどうれしいことはありません。

第2章 慢性的な体調不良だけではない 瘀血によって生じる重篤な疾患

第3章 西洋医学の視点から瘀血を根本治療 ワーファリンによる血流改善

第4章 食事・運動・睡眠・入浴……生活習慣を改善して瘀血を完全予防

第5章 サラサラ血液を手に入れて人生100年時代を健康に過ごす

第 1 章

原因不明の
むくみ・しびれ・痛み……
慢性的な体調不良は
“瘀血”が原因

健康寿命を脅かす慢性的な不調

いつも、体のどこか一部が痛かったり、だるさが続いたりして体調がすぐれず、具合が悪い――現代の日本には、高齢化やストレスの増大、不規則になりがちな生活習慣などを背景に、さまざまな不調に悩まされている人がたくさんいます。

２０２２年に厚生労働省が実施した「国民生活基礎調査」によると、病気やけがなどで何らかの自覚症状がある人は千人あたり２７６・５人と４人に１人以上となっています。特に65歳以上では男性で４１８・２人、女性で３９７・６人、75歳以上ともなると男性で４７４・６人、女性では４６２・４人とほぼ半分の人は何かの症状を自覚していることになります。

訴えの多い症状のトップ５は男性で腰痛、肩こり、頻尿、手足の関節痛、鼻づまりなどの鼻の症状、女性も1、2位は男性と同じく腰痛、肩こり、その後に手足の関節痛、目のかすみ、頭痛と続きます。そして男女ともに最も多い腰痛は、国内で推計2800万人ともいわれています。

こうした慢性的な不調については、海外の研究で成人の4〜5人に1人はもっていると推定された報告があり、日本だけでなく世界でもこうした症状への関心が高いことをうかがわせます。ただ、日本は世界トップクラスの超長寿国であり、高齢者が多いことからも、慢性的な不調に悩まされる人は今後ますます増えていくことが考えられます。

慢性的な不調が続くと、精神的にもストレスとなります。ストレスが大きくなると、それまで気にならなかった痛みや違和感、不快感をより覚えやすくなります。

例えば音でも、別のことに集中していればさほど気にならないような音量なのに、なぜかひとたび気になりだすとやたら耳につくようになり、そっちばかりに気がとられてしまって、目の前のことに集中できなくなることがあります。

ましてや痛みなどの不快な感覚は、気になればなるほど余計に強く感じられてしまうものです。痛い、しびれるなどと逐一気にしていると脳がどんどん敏感になって、しまいにはごくわずかな違和感であっても痛みとして感じてしまうのです。そのたびにイライラしていれば精神的にもどんどんダメージが及んでいきます。

慢性症状の場合はそのような日々がずっと続き、たえず不快感にさらされます。痛みがストレスを誘発し、ストレスが痛みを増強するという、出口の見えない負のスパイラルに陥ってしまうとますます完治からは遠のいてしまいます。

足がむくんで体調がすぐれない

これらの慢性的な不調の一つとして挙げられるむくみは、皮膚または皮膚の下に水分がたまった状態を指します。一晩寝れば解消するような一過性のものならまず心配不要な一方、慢性化するとだるさや痛みが続くために生活の質も下がってしまいます。

また、長引くむくみには心臓病、腎臓病、深部静脈血栓症などの、重篤な疾患が隠れている場合もあります。むくみを訴える人は数多くいますが、たかがむくみと思って放置すると重大な健康リスクを引き起こす可能性があるということです。

むくみは体内に余分な水分や塩分が蓄積されることで起こります。本来、体外に排出されるべき水分や塩分がとどまってしまうとむくみとなってあらわれるのです。

また、女性の場合はホルモンが影響するむくみも多く見られます。月経前や妊娠中には体に水分をため込みやすくなり、むくみやすくなることがあります。

そして実はもう一つ、大きな要因があります。それが血流の悪さです。

血液は体中に栄養や酸素を運んでいます。血流が悪くなると、この大切な栄養や酸素が体の隅々にまで効率的に供給されなくなります。

栄養や酸素が不足した細胞は代謝が低下し細胞内の栄養や塩分などの量や濃度のバランスが崩れ、細胞が弱くなります。その結果、周囲の血管から液体が漏れやすくなり、組織の間に液体がたまり部分的なむくみが生じるのです。

なんとなく手足がしびれる

さらに腕や足のむくみが神経や血管に圧迫をかけることで、しびれが引き起こされることがあります。しびれも多くの人が経験する症状であり、手や足などの体の一部に起こることが多い症状です。

私たちの身体には神経という電気信号を送る仕組みがあります。この神経は、私たちが感じる触覚や温度、痛みなどの情報を脳に伝える役割を果たしています。しかし、何らかの理由で神経に圧力がかかると、その部分の感覚が一時的に失われます。これがしびれの原因です。

例えば、長時間同じ姿勢で座っていると、足の神経への圧力がかかり、足がしびれることがあります。しびれは通常、一時的なものであり、圧力が解放されると感覚が戻ります。

実は血流の悪さも、しびれの発症に大きく関係しています。血流が悪くなることで血液から神経を構成する神経細胞に栄養や酸素が適切に供給されず、神経の機能低下、つまり脳への正常な情報の伝達がなされなくなり、それがしびれとなってあらわれるのです。

慢性的な肩こりや腰痛などの痛み

しびれやむくみが腰痛や肩こりと関連してあらわれることもあります。例えば、腰椎や頸《けい》椎《つい》の神経が圧迫されることで、腰痛や肩こりとともにしびれやむくみが生じることがあります。

また、姿勢の悪さや筋肉の過緊張が血流を妨げ、むくみやしびれを引き起こすことも考えられます。

肩こりや腰痛のおもな原因は、一般には筋肉の緊張や関節内組織の炎症によると考えられています。デスクワークなどでずっと同じ姿勢をとっていたり、スマホばかり見ていて前かがみになっていたりすると、常に同じような場所の筋肉が緊張を強いられるために痛みが生じやすくなります。

また、腰痛は姿勢の悪さに加え体の重みがかかり、腰椎と呼ばれる腰の骨を構成する小さな骨と骨との間の関節が炎症を起こしたり、クッションとなる軟骨がすり減ったりして周辺の神経を刺激し、痛みとなってあらわれることがあります。

やっかいなことに、腰痛や肩こりなどの体の痛みが関節の変形で起こっている場合は、それに関連してしびれも起こることがあります。これは変形した組織が神経を圧迫することによると考えられます。

お風呂に入ったりマッサージで肩こり・腰痛が改善されることからも分かるように、血流の悪さも原因として挙げられます。疲れで筋肉が硬くなり、血管を圧迫することで血流が悪化します。痛みが起こっているときには、組織に乳酸などの痛み物質と呼ばれる物質がたまっています。

本来は血液がこれを体外へ排出すべく回収する役割を担っていますが、その血流が悪ければこうした体にとって余分なものがいつまでもとどまってしまいます。そのため痛みが起こり、いつまでもひかないのです。

さまざまな不調の原因に共通する「血流の悪さ」

これらのことから分かるように、慢性的な不調は「血流」が大きな鍵を握っているのです。

人間の体には血管がくまなく張り巡らされています。毛細血管まで含めるとその長さは約10万kmともいわれており、これは地球2周半にも相当する長さです。

その長い距離を巡っているのが血液です。成人の血液量は4〜5L（体重の約1／13）もありますが、わずか1分足らずで体をひと巡りするとされています。

そんな短い間に、心臓から送り出された血液は生命の維持には欠かせない酸素や栄養素を体の隅々の細胞に供給し、帰りには老廃物や二酸化炭素を回収するなど多くの役割を果たしています。

そのため血流が悪くなることで起こるおもな影響の一つに、組織や臓器の酸素不足があります。

酸素は細胞のエネルギー生成に不可欠であり、特に脳や心臓などのたくさんのエネルギーを消費する組織は酸素供給が欠かせません。

そのため血流が十分でない状態では、これらの臓器の機能が低下し、頭痛やめまい、倦怠感などの症状があらわれるのです。

さらに血液は体内の老廃物を運び出す役割も担っているため、血流が悪くなると老廃物が体内に滞留しやすくなります。これにより、疲労感やむくみ、皮膚トラブルなどの

動脈と静脈

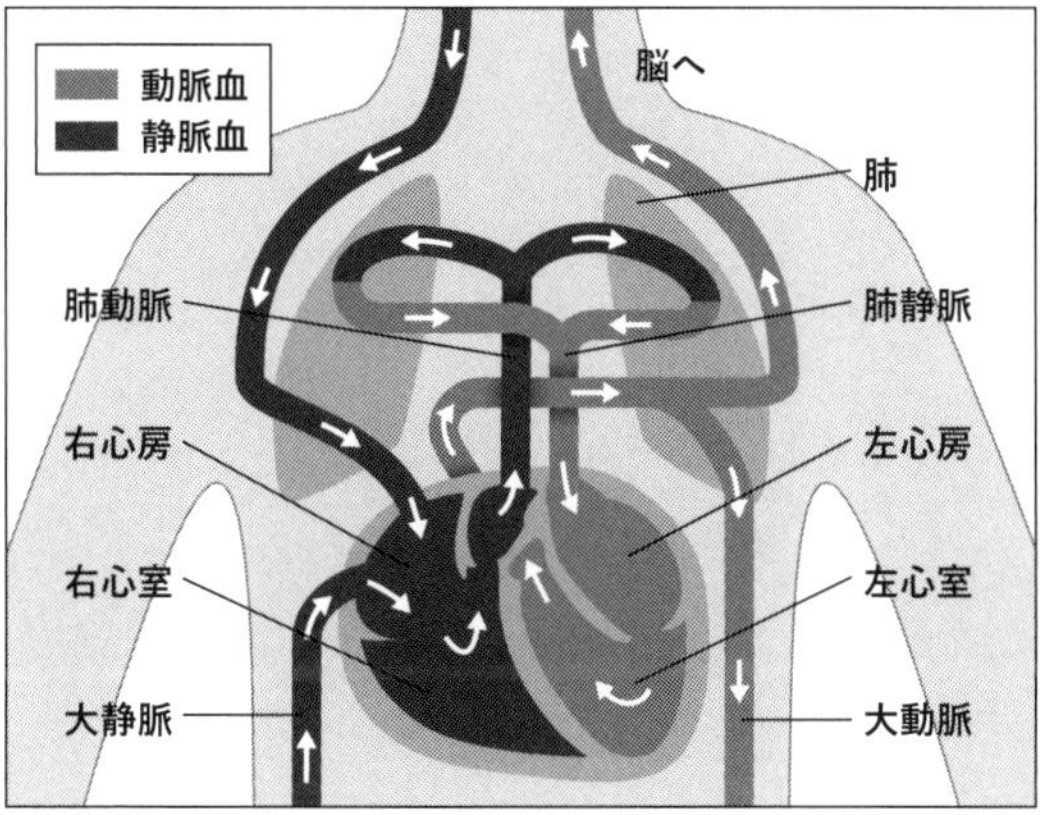

血流は心臓の左心室→動脈→毛細血管→(細胞)→静脈→右心室のルートで巡る。心臓から押し出された血液が通る大動脈では、毎秒１mのスピードが出ているともいわれる。

症状があらわれます。

また、血流が悪くなると体温の調節が困難になる場合があります。血液は体内で熱を運ぶ役割も持っており、血流が低下すると体温が適切に調節されず、寒さや熱さに過敏に反応することがあります。これにより、体の不快感や冷え性、熱中症などの症状が引き起こされる可能性があるのです。

そのほか免疫機能が低下する可能性もあります。免疫細胞や抗体は血液を介して体内の病原体と戦うため、血流が低下すると免疫システムの機能が低下し、感染症にかかりやすくなる恐れがあります。

このように血流が悪くなり、ひとつの役割が欠けるだけでも私たちの体はすぐに不調を訴えてきます。しかし症状はむくみであったり、肩こりであったり、全身のあらゆるところにわたります。その部分的な症状から類推される疾患を疑わざるを得ないため、原因が分かりにくくなっています。

私は青森県八戸市で内科クリニックを営んでいます。これまで延べ10万人の患者を診てきました。クリニックに来る患者のなかには頭痛や肩こり、しびれなどさまざまな症状を訴える人が数多くいます。

そこで血液検査をしてみると、血液が固まりやすい、いわゆるドロドロ血液に近いような状態にある人が多く見られます。

健康な体であれば、心臓から押し出された血液の流れは大動脈では毎秒1メートルのスピードが出ているともいわれます。

しかし血液がドロドロのような状態になって血管内で滞ると、体内の脳をはじめとした臓器などへの酸素の供給も足りなくなり、老廃物がいつまでも体内に留まってしまいます。そうして体のあちこちが悲鳴を上げるのです。

そもそも私たちの体をつくっている細胞も呼吸をしています。酸素を吸って二酸化炭素を吐き出すことで細胞はエネルギーをつくりだしていて、血流の良し悪しが体全体に大きな影響を与えます。

鍵となる東洋医学の概念「瘀血」とは

そこで、みなさんにぜひ知っていただきたいのが東洋医学の考え方です。東洋医学は西洋医学とは根本的に考え方を異とし、不調や病気のおおもとになっている原因を、部位や臓器にとらわれず追究し治療をする医学です。

「血流の悪さ」も、それが目の前の患者の不調の原因であるならば治療の対象になるのが東洋医学です。

部位別、臓器別に発展してきた西洋医学からはとりこぼされてしまう、全身にわたる問題といえる血流の悪さに対し、東洋医学の世界では古くから注目されてきました。血流の悪さも病気である、という考え方です。

そして、東洋医学でそんな血流の悪い状態をあらわす言葉こそが、本書のメインテーマである「瘀血」なのです。

瘀血とは東洋医学独特の概念です。「瘀」は「滞る、停滞する」を意味する漢字です。日本東洋医学会のテキストともいえる『新版・漢方医学』（財団法人　日本漢方医学研究所）によれば、停滞し変性した非生理的な血液の状態を指すということになっています。

非生理的はここでは機能不全のような意味合いをもつ言葉で、かみくだくと「流れが悪くなり血液が本来もっている働きをしない状態」と言い換えることができます。

例えばうっ血とか、末梢の血流障害など、現代医学でも瘀血の一病態を指す用語はありますが、瘀血によって起こるとみなされる疾患はあまりにもたくさんあるため、これが起こったら必ず瘀血である、と定義づけることができません。よってさまざまな病態が複合した症候群と推定されています。

本来もっている働きとは、先述の栄養や酸素の運搬や老廃物の回収などを意味します。また、戦後日本の漢方診療において希代の名医といわれる山本　巌先生は、瘀血を一種の臨床的仮説と明言しています。

臨床的仮説とは、簡単にいえば診療で分かる所見から病気の原因を推し量ることです。『山本巌の臨床漢方』（坂東正造・福冨稔明著　メディカルユーコン）から瘀血に関する記述を引用すると次のようになります。

「近年、中国でも日本でも瘀血研究が非常に重視されている。しかし、現在ではまだこの瘀血の病態は明確にされていない。中国の医学は数千年も前から存在し、瘀血も古い時代につくられた病態に対する概念で、一種の臨床的仮説としてつくられたものと言える。古代の医学者は人体内部における病変を知る方法をもたず、外に表れた症状から推測するだけであった。そして、ある病態は血液が停滞しているために起きた現象であろうと推測して「瘀血」なる概念を導入したと思われる。時代により多少の変遷は見られるが、基本的には現在もあまりその認識は変わっていない。中国も中西結合医学（中国での漢方医学と西洋医学とを組み合わせた総合的な医学）の一環として取り組み、臨床の観察と実験的研究からその病態の解明が進められている。ことに最近は微小循環や血流レオロジー、血液凝固現象等の近代医学的進歩の知見から、この瘀血という現象を解明しようと努力がなされている。」

このように瘀血を科学的に解明することが、東洋医学に携わる人の念願だったのですが、私の経験でようやくそれが日の目を見る時機が来たのではないかと感じています。

瘀血のサインは肌にもあらわれる

瘀血による体調不良は全身さまざまなところにあらわれますが、自分で最も気づきやすいのは「肌」ではないかと思います。

血流が悪いと皮膚の浅いところに張り巡らされている毛細血管を通る血液も滞りやすくなるので、そのために色が黒ずむなど外見に変化があらわれやすくなるのです。特に舌の状態は体の状態を反映していることが漢方医学では古くから知られており、舌診と呼ばれる舌を診る診察法も確立されているくらいです。

瘀血の場合、血液の滞りで舌が紫色になったり、裏側の血管が目に見えて浮き出たりすることがよくあります。

また、明らかな怪我でもないのに出血したときにも瘀血が疑われます。瘀血には血流が滞ることで局所的に血液がたまりやすくなることから、何かのきっかけでたやすく出血を起こしやすいのです。本人はまったく気づかず、「あれ、いつ出血したんだろう」などと思い当たる節もなく出血している場合もあるかと思います。

知らないうちに刃物で指を切っていた、など、あとから思い当たることがあればまだしも、普通は出血しない程度の、本人も痛みを感じないような刺激でいつのまにか血が出ていた、というような場合は、瘀血によりそもそも血管に血がたまっていたことが考えられます。

あざも皮下の出血といえますので、頻繁に見られれば瘀血のサインである可能性が高くなります。何かにぶつけたり転んだりした記憶もないのに、腕や足に青黒くあざが出ているのは要注意です。また、はっきりとあざになっていなくても、何となく皮膚が青黒い場合も血液が滞っているあらわれといえます。

瘀血では、月経のように本来ある程度サイクルが決まっているものが乱れるという傾向もよく見られます。血流が順調に巡らないのですから、サイクルが乱れるのは当然ともいえます。

また、月経周期に乱れがなくとも、月経痛や経血過多などの、出血時の不調、トラブルもその多くは背景に瘀血があるといえます。これも血流がスムーズであれば子宮の収縮も過剰にならずにすみますし、血液量も極端に増えないであろうと考えられるからです。

そのほかに気をつけたいのは原因不明の出血です。例えば、重篤な病気があるわけではないのに下血したり、結膜出血を起こしたりするというようなことです。これらがよく起こったり、なかなかおさまらなかったりする場合は瘀血が関係している可能性が高いといえます。

このように瘀血は比較的、自分の目で見える範囲で起こる異常が少なくなく、気づきやすい病態です。

高齢者に多く見られる瘀血

瘀血という言葉は、どちらかといえば男性よりも女性、そして高齢者よりも若年層に知られているように思います。試しに瘀血をインターネットで検索してみると、月経不順や月経痛などの婦人科系や、あるいは肌のしみやくすみなどの美容関係の情報がたくさんリストアップされてきます。

このことからも特に若い女性に多い悩みは血流の悪さが原因である可能性が高く、それを漢方の考え方では瘀血ということは、なんとなくでも知っている人は多いように思います。

確かに女性は月経や妊娠、出産など女性ホルモンと出血とに深い関係があり、女性に起こる不定愁訴を「血の道症」と呼ばれることもあるほど瘀血は身近な存在であると漢方の世界では考えられています。

しかし男性にも痔による下血や、打撲によるうっ血がなかなかひかない人は多く、そうした症状の背景には瘀血があると考えられます。

むしろ、私の診療経験では男女問わず、圧倒的に高齢者によく見られます。私のクリニックに受診に来られる方はそもそも高齢者が多いのですが、その大半が瘀血を背景とする体調不良といっても言い過ぎではありません。

西洋医学では血流の悪さに注目しない

これまでの経験で血流の悪さが不調を起こすもとになることはなんとなく知っている人もいると思います。例えばお腹が痛くなりくだっているようならお腹を温めてみるとか、手が荒れたらお風呂で温めてマッサージしてみるなど、みなさんも一つや二つ、血流を促すケアを知っているかと思います。

しかし血流を促すことの大切さはこのようにセルフケアや民間療法のような形では伝えられているものの、こと医療機関での「治療」となるとないがしろにされてきた感が否めません。日本の病院の大部分を占める、西洋医学に基づく医療を行う病院へ行っても治療の対象にはならないのです。

例えば血流が悪いことでよく起こる「冷え」も、西洋医学では冷えを診る診療科はなく、対応する診断名もありません。「痛み」も、どこが痛いのかによって腹痛なら消化器科、頭痛なら脳神経科と臓器別に分かれてしまい、根本となっている可能性がある血流の悪さに対し治療をしてくれるところはないのです。

なぜ、これほどまでに多くの人が、血流の悪さによる不調にさらされているのに、西洋医学にはその受け皿がないのか。

その答えは、西洋医学の発達の歴史の中にあります。西洋医学は体の悪い部位に直接アプローチし、手術や投薬などで治す考え方が根本にあります。したがって医学の発達にともない、部位別、臓器別にそれぞれ細かく分析され、悪いところを治す研究が進んできたのです。

それがこんにちの高度な医学の発展を支えてきたともいえますが、細分化はしばしば個々の臓器や器官の病態ばかりに焦点が当てられ、人体全体を見ることが欠如した医療の在り方をつくってしまいました。

西洋医学的なアプローチでは、症状や疾患が一つの臓器に関連付けられ、その臓器だけを治療する方法には長けているものの、人体は複雑なシステムから成っており、臓器や器官は相互に影響し合っているので、全体像を見ずに一部を治療することは、根本的な問題を見逃す恐れがあります。人体のバランスや調和といった視点を欠いた治療は、病気の根本原因を突き止めないまま対症療法に終始してしまう危険性があるということです。

さらに、瘀血が背景にあると考えられる病気の中には、進行性で重篤になると命をも脅かしかねないものも実は少なくないのです。

第2章

慢性的な体調不良だけではない
瘀血によって生じる
重篤な疾患

深刻な難治性疾患にも瘀血が潜んでいる

瘀血が背景にあると考えられる病気の中には、進行性で重篤になると命をも脅かしかねないものも実は少なくありません。私がこれまでに経験した中には、私のクリニックに紹介されるまでに複数の医療機関を受診し、数年がかりでさまざまな治療を受けても良くならずどんどん悪化に向かっていったという経緯をたどってきた症例がいくつもあります。それらの多くは、西洋医学的に症状緩和の効果が認められている薬を投与しても期待されるほど効かず、いっときおさまったとしてもすぐぶり返し、それを何度も繰り返しながら徐々に悪くなっていくのです。

私がこれまでに出合った症例の中には、治療法が確立されておらず長期の療養を必要とする指定難病もありました。指定難病とは患者数が人口の0・1%程度に達していないなど非常に少なく、かつ診断に関しては客観的な指標による一定の基準が定まっているなど厚労省が定める要件を満たしている場合に、厚生労働大臣が審議会を経て指定する疾患で、現在３００以上の疾患が指定を受けています。

しかしそれほどまでに治療に難渋する疾患も、瘀血に着目することで突破口が開けることがあるのです。もちろん私が経験した難病治療はごく一部のケースであり、それだけをよりどころに、すべての難病が瘀血治療で治るわけではありません。しかし、だからといって瘀血へのアプローチが奏効したのは、たまたまや偶然と片付けることもできないと思います。

少なくとも私が治療した難病は、私のクリニックにたどりつくまで血流の悪さ、すなわち瘀血には一切、目を向けられることはなかったことが、患者の話から分かります。西洋医学にはそもそもない観点ですので無理からぬことですが、酸素や栄養を運び、組織の修復や免疫にも関わる血液の役割は、西洋医学的にも当然のことながら知られており研究もされているにもかかわらず、病気の治療に活かされないのは漢方医学を学んだ私からすると不思議ですらあり、残念でもあります。

しかし「血液の流れが悪い」ことは西洋医学では病気とみなされていません。これだけ血液の流れが悪いことに起因する不調があり大勢の人が苦しんでいるにもかかわらずです。病気とみなされていないから治すもの、とも西洋医学では思われていません。したがって研究の対象にもなってこなかったのです。

血流の悪さ、漢方の考え方でいう瘀血は、ある日突然そうなってしまうということはまず考えられず、何年も前からあって少しずつ進んでいくのが普通です。これは慢性疾患の多くが同じで、典型的といえる一つががんです。日本人の死因の第1位を占めるがんも、よほどたちが悪く進行が早いタイプは別として、一般的には10年くらいの長い期間をかけて大きくなり、そこで初めて症状が出ます。それからだんだん、さまざまな症状が出たり症状が強まったりします。

瘀血もこれと同じで、軽微なうちはさしたる症状もないので気づかれませんが、だんだん冷えや痛みなどが出てきて、それらが強まり悩ましい存在になっていきます。それでも、おおかたの人は瘀血のことを知りませんから、「疲れのせい」とか「年のせい」

とやりすごしてしまうのです。さしたる理由が見当たらなければ「たまたま」と片付けてしまう人もいると思います。この時点ではまさか、こうした症状が〝一生もの〟になりかねないほどやっかいとは、はじめのうちは誰も思わないのです。瘀血が慢性化すれば、症状も慢性化するのは当然なのですが、自分がいつ瘀血になったのかは分かりませんから、あたかも症状がひどくなってきたのはここ最近のことであるかのように錯覚しやすいのです。

血流が悪いと、細胞への酸素や栄養が不十分なため、新陳代謝が落ちるのは、不調があるとき、そこから回復しようとする力も落ちてしまうことを意味します。古くて機能の悪い、傷ついた細胞がいつまでも残り、新しい細胞への置き換わりが遅いのですから当然のことといえます。これではいつまでたっても、不調をはねのける体の環境が整うわけがありません。

さらに、外から薬を投与して回復を助けようとしても、薬効成分を運ぶのも血液の役割ですから、血流が悪ければ必要とする場所に届きにくく、なかなか効き目を実感できません。こんな〝弱り目にたたり目〟の状況を瘀血はつくりやすく、血流が良ければたやすく改善するような不調であっても、長引いて難治性になってしまうのです。

西洋医学でさじを投げられた原因不明のむくみの症例

私が非常勤で勤務しているX病院で、記憶に残る症例がありました。

60歳代の女性Aさんで、主訴は左上肢全体の浮腫でした。X病院を受診する2週間前より上記浮腫が発症しY医院を受診しました。Y医院の先生は中堅バリバリの内科医ですが、おそらく今まで経験したことがなかった症例と想像され、X病院へ紹介してきたようです。

私が診察してみましたが、左上肢全体が右上肢より1・3〜1・5倍に腫れています。乳癌の手術後などで片側の上肢が腫れることは多いのですが、乳癌の手術歴はありません。乳癌後はリンパ浮腫で皮膚に光沢がありますが、この症例は明らかに違います。

当時、私は医師歴三十数年で、症例の経験数では自信がありましたが、私も今まで診たことのない症例でした。

ちなみにこの症例を経験してから約10年経ちますが、その後も同様の症例は経験がありません。

まったく診断名や治療法が分からないので、総合病院へ紹介しようと考えましたが、どの科へ紹介したらよいのかさえ分かりません。その時、血液の流動性を調べようとひらめき、ＰＴ－ＩＮＲ（凝固系のマーカー）をチェックしてみると、低下して過凝固の状態にあることが分かりました。

そこでワーファリンという血液を固まりにくくする薬（抗凝固剤）を投与してＰＴ－ＩＮＲを正常範囲に戻すと浮腫はなくなりました。

約１カ月で治癒しましたが、その後約10年経った現在もワーファリン５㎎を経口投与し、ＰＴ－ＩＮＲは１・０を少し超えるレベルで症状の再発もありません。

左上肢の浮腫のＡさんも深部静脈血栓症といえます。

瘀血と西洋医学の深部静脈血栓症は近似

この症例で行った検査や治療の詳しい内容の前にそこに至る過程で私が一つの大きな気づきを得たことをお話しします。

瘀血は西洋医学にはない概念です。しかしこれに近い病態として、深部静脈血栓症という考え方が出てきており、西洋医学でも治療の対象とされるようになりました。

深部静脈血栓症とは名前が示すとおり、皮膚表面ではなく体の奥深いところを通る比較的太い静脈に血栓がある状態を指します。西洋医学で深部静脈血栓症という場合、足のふくらはぎのあたりを通っている深部静脈と呼ばれる静脈が対象になります。

静脈は足の表面にも存在しますが、浅いところの静脈に血栓ができても大きな問題にはなりにくいとされています。ところが奥のほうを通っている静脈にできた血栓は重症化しやすいのです。

深部静脈血栓症のメカニズム

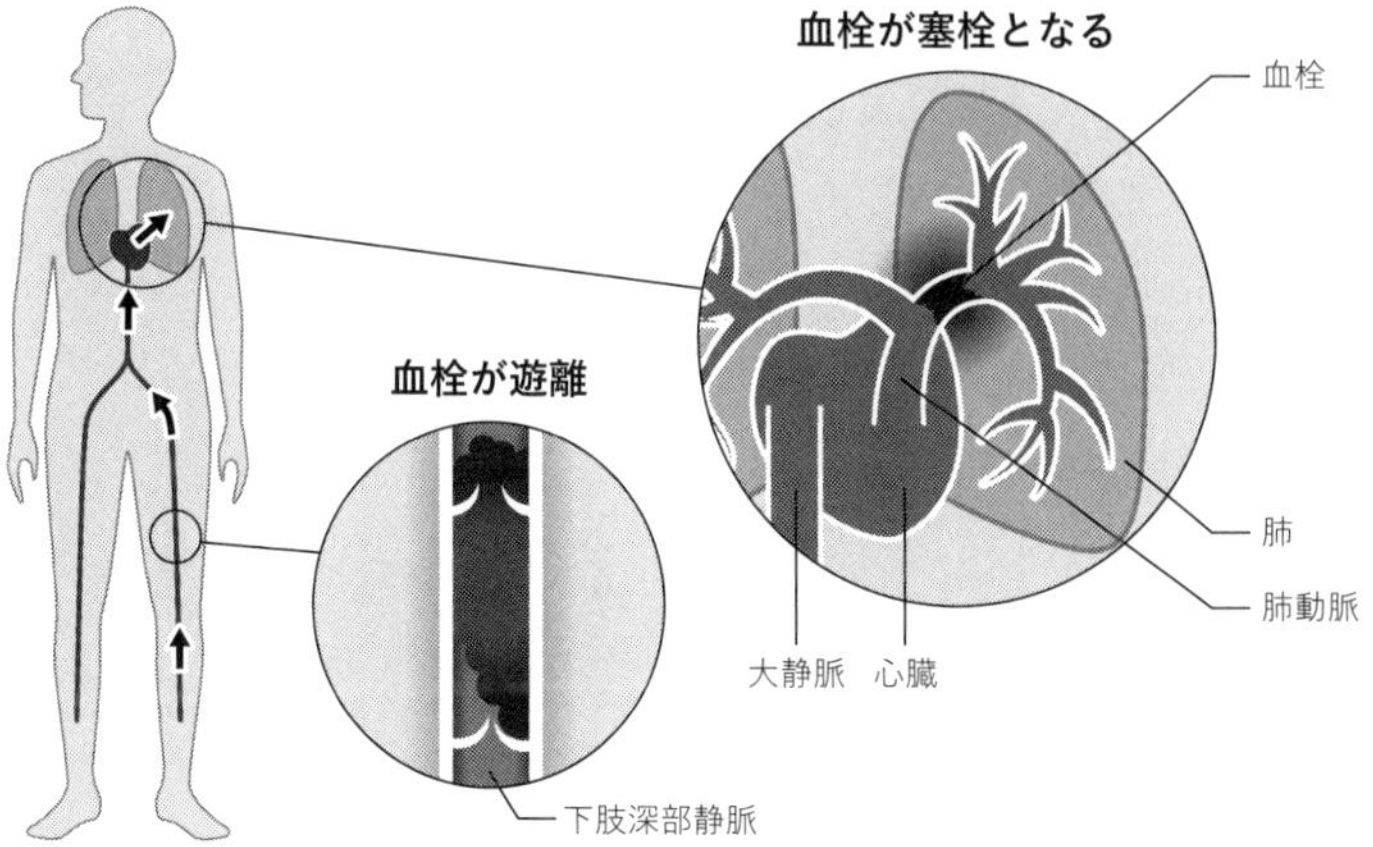

出典:日本血管外科学会 「血管の病気(血管病)について」

足の奥を通る静脈は、心臓へ戻る血液の主となるルートで幹線道路のようなものです。そこにもし血栓ができて詰まるなどすると道路が狭くなったり封鎖されてしまったりするのと同じで、血液は行く手を阻まれ、その場にとどまってしまいます。その結果、血液がたまった血管が透けて青黒く見えたり、血管が蛇行したり隆起したりして足がでこぼこしてきたりということが起こってきます。

また、血液には水分が含まれていますから、その水分も流れずとどまってしまうことでむくみも起こりますし、それにともないだるさや痛みが出ることもあります。

それでも、できてしまった血栓が足にとどまっていればまだおおごとになるのを防げますが、もしそれが、足の静脈から移動し肺のほうへ行くと大変なことになります。肺はいうまでもなく呼吸をつかさどる重要な臓器で、大量の血液がたえず巡っています。肺を構成する肺胞と呼ばれる小さな袋状の組織で、酸素と二酸化炭素の交換がなされ、酸素を含んだ血液は全身へ流れ、全身から二酸化炭素を集めた血液が肺へ流れこんできます。

足の静脈から移動してきた血栓が、もしこの血管まで到達し塞いでしまうと、即、命に関わります。これが俗にいうエコノミークラス症候群です。今はロングトリップ症候群とも呼ばれることがあるようですが、同じ病態を指します。正式病名は肺塞栓症といいます。

さて、一般的に肺塞栓症の多くは足の静脈にできた血栓が原因になることから、深部静脈血栓症といえば足に起こる病気、と広く知れ渡っており、一般の人のみならず医療者もそう理解しているように思います。しかし静脈は腕にも体幹にも全身に張り巡らされています。さらに血栓は、太い血管にしかできない、というわけではありません。血管の基本構造は太い血管も細い血管も共通しており、細い血管にも血栓はできますし、もちろん中を流れる血液の質も、太いところと細いところで変わってしまうなどということはありません。したがって、血栓は足に限らず全身のさまざまな場所にでき得ると考えるのが自然なのです。

この考えに基づけば、先のAさんの症状にも納得がいきます。つまり、深部静脈血栓症が足ではなく、腕のどこかに起こったという解釈ができるのです。それがために血流が悪くなり、漢方医学でいう「瘀血」状態となった結果、とりわけ血流が滞っている上肢にむくみが出たのではないかと推察されるのです。

今はたまたま、足の深部静脈に西洋医学界の注目が集まっていますが、足だけでなく体のさまざまな部位の静脈にも実は気づかれていない血流の滞りがあり、それが各種の不調や病気を引き起こす原因になっているのではないか、ということです。

これが正しければ、どこか1カ所ではなく全身の血流が悪い状態を指す瘀血と、深部静脈血栓症はイコールとまでは言い切れずとも、非常に近い病態であることが導けます。

私がほかに経験した、瘀血が背景にあると考えられる難治性疾患

私はこれまでに、原因不明のむくみのような不調だけでなく、西洋医学的には難病といわれる類いの疾患で呈する症状に対しても、瘀血の考え方に基づくアプローチで寛解に導いた実績を多数有しています。ここではそのごく一部をご紹介します。

一般の方にはなじみのない病気もあると思いますので、西洋医学的な解説を述べたあとに、私が実際に診療した患者の具体的な症状を述べます。

・網膜静脈閉塞症

網膜とは、眼球の壁を構成する組織でカメラにたとえるとフィルムの役割を担ってい

ます。網膜には多くの血管が張り巡らされており、網膜動脈と網膜静脈とに大別されます。このうち網膜静脈が詰まり血液の流れが悪くなるために起こる病気が網膜静脈閉塞症です。

・腎不全

腎臓は血液から老廃物等の体に不要なものを濾過《ろか》して尿をつくっています。その腎臓の機能が著しく低下する病態を腎不全といいます。感染症などにより機能が一時的に落ちる急性腎不全と、糖尿病などの基礎疾患が原因で何年もかけて徐々に機能が落ちる慢性腎不全とに大別されます。腎不全の診断や重症度の判断にはＧＦＲ（糸球体濾過量）が指標となり、これを調べるには複数の方法がありますが、その一つに、血中に含まれるクレアチニンという有機酸の量（血清クレアチニン値）を用いて計算する方法があります。血清クレアチニン値は腎機能が低下するほど上昇する特性があります。

・潰瘍性大腸炎

潰瘍性大腸炎は最も内側にある粘膜が炎症を起こし、びらんや潰瘍（いずれも粘膜の上層が剥がれ落ちる状態で、その程度が浅いとびらん、深いと潰瘍）ができる病気です。おもな症状は腹痛や下痢、下血で症状が強まると発熱や倦怠感があらわれることもあります。大腸は成人で1・5mほどもある長い臓器ですが、炎症がある部位や範囲によって、直腸だけに炎症がある直腸炎型、腹部の左側に位置する下行結腸から直腸までの左側大腸炎型、大腸すべてに炎症がある全大腸型に分けられます。

症状が強く薬物療法で症状がおさまらない場合は、手術による腸の炎症範囲の切除も検討されます。

・ネフローゼ症候群

腎臓で本来、濾過されないはずの血液中のタンパク質が何らかの原因で濾過され尿中に多量に排出されてしまうと、体内の血液中のタンパク濃度が薄くなる低タンパク血症という病態が引き起こされます。

それにより起こるさまざまな症状の総称がネフローゼ症候群です。明らかな原因がない一次性と、糖尿病や全身性エリテマトーデスなどの全身疾患が原因で起こる二次性とに大別されます。

おもな症状にむくみが挙げられます。これは、低タンパク血症になると血管の中に水分を保持することができなくなり、血管の外へ水分が漏れてしまうために起こります。足だけでなく手やまぶたもむくみ、水がたまることにより急激な体重増加も見られます。それにともないだるさや疲労感が出ることもあります。

ドロドロ血液は西洋医学的には解明されていない

これらは西洋医学的な解説を見る限り、瘀血、つまり血流の悪さが背景にあるといわれてもピンときにくいと思います。一般の方だけでなく医療者もそうではないかと思いますし、むしろ西洋医学の知識がある分、医療者のほうが一般の方よりも納得度は薄いとも考えられます。そもそも炎症で出血しやすい状態が、血流の悪さと結びつかないという人もいると思います。血流が良すぎるから出血するのではないか、との反論の声が聞こえてきそうです。

しかしそうではないのです。血流が悪いからこそ、毛細血管に血栓ができ、毛細血管壁が破綻して出血しやすい状態になるというほうが自然な考え方ではないかと思います。現代漢方の発展に多大な功績をのこした山本　巌先生も、難治性疾患には瘀血が絡むとの考えを明確にし、治らない病は瘀血を考えよと説いています。

山本　巌先生は西洋・東洋の垣根をつくることなく、西洋医学的な理論に漢方の考え方や治療法を当てはめたり、逆に漢方医学的な理論に西洋医学的な説明をしたりして、西洋医学や中医学、日本漢方を融合した独自の理論を確立したことが大きな功績として知られています。難治性疾患には瘀血が絡むとの考え方もその理論に基づくもので、がんをも瘀血を必ずともなっていると考えられているのです。

東洋医学は経験医学とも呼ばれ、医家の先達が実際の患者の治療を通し積み上げた知見を体系化し発展してきました。万病の根本には瘀血があるとの古くからの教えも、先人が経験的に得てこんにちまで伝えられてきました。

西洋医学の医療者からはエビデンスに乏しいと言われるかも知れませんが、血流が全身に栄養や酸素を行き渡らせ、老廃物を回収するという、生命を維持するうえで最も重要といっていい役割を担っていることは明らかであり、その機能が低下すれば病に直結するという教えは、十分に説得力のあるものといえます。

血流の悪さは血管の問題だけではなく、東洋医学の漢方の考え方でいう「瘀血」があるはずなのですが、西洋医学を柱とする現代日本の医学界からは、そこにはエビデンスがないとの理由で目を向けられることがありません。

難治性疾患も原因が分かれば対処できる

超高齢社会でありストレス社会とも称される日本において、今や高齢者だけでなく若い世代にも、慢性的な不調を抱えている人が増えています。

皮肉なことに、これだけ高度に専門化した日本の医療体制をもってしても、治療が手詰まりになりがちなのが、こうした慢性疾患や不調です。西洋医学における診療科別のいわゆる縦割り医療では、症状があらわれている臓器や組織に器質的な異常が認められなければ治療対象にならず、原因不明として置き去りにされやすいのが問題です。そのため、医師が目の前の患者さんを良くしようと熱心であればあるほど、治療に限界を感じるジレンマに陥りやすいということです。

東洋医学の基本理念である「その人全体を診る」アプローチは、いわば人体を一つのシステムとみなします。そして、診療の対象となるのはシステムが不具合を起こしている部分ではなく、不具合を起こしている原因です。それは人間が生きていくうえの「土台」であり、そのバランスが崩れているからさまざまな症状が起こるという考え方です。

家を例に挙げると、壁にひびが入ったとしてそれが1カ所だけなら、そこを埋めればよいでしょう。しかし壁にいくつもひびが入っていて、あとからあとから増えていくような状況だとしたら、ひびが入るたびに埋めていってもきりがありません。そもそも壁材や構造に問題がある可能性が高い、と考えるのが普通ではないでしょうか。

医療も、同じことがいえます。土台、つまり人の体を機能させている循環や代謝等のシステムに何が起こっているかをつきとめることが病気の原因を明らかにすることにつながり、それを整えることで難治性と呼ばれる症状をも改善に向かわせることが可能なのです。

第3章

西洋医学の視点から
瘀血を根本治療
ワーファリンによる血流改善

瘀血の治療が改善へのファーストステップ

私は体調不良や病気の根本には瘀血があるという考え方から、治療においてもまず瘀血を改善することが有効であろうと考えていました。

瘀血を改善すると、体のベースが整います。すみずみまで栄養や酸素が行き渡れば代謝が良くなり、活気が生まれ、体調が改善されます。

また、薬の成分も血流に乗って全身へ運ばれていきますから、瘀血を正すことは薬の効きを良くすることにもつながります。

不定愁訴のように、複数の症状が代わる代わるあらわれるような場合は、出てくる症状にふりまわされ、その都度あれもこれもと薬を出していると、種類も量も多くなりがちです。でも、どの症状も瘀血が根本にあるということさえ押さえておけば、まず瘀血を改善する治療法を行うべきであることは自明の理です。そうすることで、まるでもぐらたたきのように、出ては消え、消えてはまた出てきたあらゆる症状が、一網打尽でたちどころに軽くなっていくのです。

瘀血の治療をするだけで、大方の不快な症状が改善へ向かっていく瘀血治療でもたらされる恩恵の大きさを、私はこれまでの診療を通して幾度となくこの目で見てきました。原因不明と思われる不調を訴える患者にはまず瘀血を疑い、瘀血であればその改善を診療のファーストステップに据えるようになりました。

「瘀血の治療は東洋医学で」がこれまでの常識

さて、瘀血はそもそも漢方独特の概念ですので、西洋医学では治療の対象にはなっていません。したがって瘀血かどうかを調べる手立ても確立されていないのが実状です。西洋医学は臓器や組織別に発達してきた歴史があり、診療科も目のことは眼科、胃のことは消化器科、手足のことは整形外科、など臓器別に分かれているのが普通です。ここで例えば頭痛と腹痛がどちらも「血流の悪さ」からきていたとしても、西洋医学ではその根本原因を見極め、治療を担当する科がないため、治療の対象にもなりません。したがって患者は頭痛だったら脳神経内科、腹痛だったら消化器科を受診しなければならなくなります。

唯一、深部静脈血栓症は血流の悪さに着目された病態で、放置すると命に関わることから検査や治療法が発展してきていますが、それも足という限られた部位のみが対象です。これは部位別、臓器別の診療が当たり前の西洋医学では、いたしかたないこととい
えます。

それに対し東洋医学では、患部以外の状態が不調や病気の原因になることもあるという考えがベースにあります。そのため診療においても、症状が起こっていたり異常が認められたりする局所のみに注目するのではなく、体全体から不調や病気を起こしている根本的な原因を探るのがセオリーです。

したがって私も、瘀血を治すには当然、東洋医学的な考えに基づく必要があると思っていましたし、それで治ると信じていました。

瘀血は東洋医学の概念ですし、古い医学書にも記されています。したがって、瘀血治療には漢方薬が最も適しているだろうというのはここまで読めば、みなさんもすんなり

腑に落ちると思います。

私もそうでした。もともと私は学生時代から西洋医学と並行して漢方の勉強もしており、開業後は西洋医学的な診察も、漢方医学式の舌診や腹診（舌やお腹の様子を見たり触ったりして調べる診察の仕方）も行い、漢方薬もよく処方していますから、瘀血が原因と思われる患者にはそれまでより一層、漢方薬による治療に力を入れるようになったのです。

血流の悪さに気づいた初めての患者

ところがです。漢方薬で治せるはずと思っていた瘀血が、なかなか治らない現実に直面したのです。

この症例は私に、東洋医学一辺倒で瘀血を治すスタンスを見直す転機をもたらしました。

そして、西洋医学ではまったくといっていいほど注目されていない瘀血の概念を、西洋医学的な診療にももっと取り入れられないかと考えるようになりました。その後、症例を重ね試行錯誤の末、西洋医学的に瘀血を解釈し、臨床（実際の治療）へ応用するという画期的なアプローチを見いだしたのです。以降、そのやり方で続々と著効例を得ることとなりました。

奔豚《ほんとん》（気）病の症例

61歳男性のBさんは、数年来の動悸、胸苦感、後頭痛および下腹痛に悩まされ私のクリニックに来られました。これまで5年にわたり他院の脳外科で出された脳の血流を増加させる脳循環改善剤（カルナクリン、モキシール）を服薬しており、また同時期に他の内科も受診し狭心症薬のニトロール、抗不整脈剤のリスモダン、抗潰瘍剤のガスターを服薬、さらに1カ月ほど前から泌尿器科も受診し頻尿治療剤のハイトラシン、セルニルトンも服薬していました。

ちなみにカルナクリン、モキシールは後頭痛の治療に、ニトロールは狭心症の治療薬で、胸苦感や動悸の治療に、ハイトラシン、セルニルトンは前立腺肥大や排尿障害、排尿病に効果があるため、下腹部痛の改善を期待しての処方であろうと想像されました。

しかし、いずれも症状の改善には効果が見られなかったため、私のクリニックを受診したとのことでした。


一般的な、西洋医学的な診断名は主訴の強さや発作の出方などから「心臓神経症」と判断されます。心臓神経症とは呼吸のしにくさや胸の痛み、動悸など心臓に関わる症状があるにもかかわらず、検査などでは異常が認められず特定の身体疾患と診断できないものを指します。強い不安や過度の緊張といった精神的なストレスが身体症状としてあらわれるものと考えられており、不安神経症などの精神疾患に準じた治療が行われます。「心臓神経症」は狭心症や心筋梗塞と区別が難しいことでも知られています。心臓神経症と断定できれば、治療としては無投薬か精神安定剤の投与で経過を見るところですが、仮に心筋梗塞を心臓神経症と誤診すると生死に関わるため、念のために狭心症薬も投与されていたのだと思われます。

しかし、心臓神経症の場合は、複数の症状があっても起こり方はばらばらで、関連性はないのが特徴ですが、Bさんの発作には、初めに下腹痛が起こって、胸苦感、動悸となりその後、後頭痛が起こるという一連の流れがありました。こうなると心臓神経症とも言い切れず、西洋医学的には診断がつきません。

考えを巡らしているうち、漢方の「奔豚（気）病」を思い付きました。一般の方で、奔豚（気）病が何かを知っている人はおろか、この言葉自体、見たり聞いたりしたことのある人はほとんどいないでしょう。英語ではrunning pig syndromeと訳され、豚がまるで体の中を走り回るような症状とたとえられます。患者のなかには「おへそのあたりからドキドキが体を駆け上がり、それがのどを通り、最後に顔がカーッと熱くなる」と表現する人もいます。正常な状態なら上から下へ流れるべき「気」が、瞬間的に逆流することによって起こるといわれます。

これを昔の人はまるで豚が走り回る状態とたとえたのです。そういうことを考えているから漢方は信用ならんとか馬鹿げていると西洋医学の先生はおっしゃると思いますが、とはいえ西洋医学ではこの病気に完全に合致する病名すらなく診断がつけられないのですから、それもどうかと思います。

話を元に戻します。こうしてBさんの症状に対し、漢方的な考え方で診断名をつけるに至ったものの、いざ治療となるとかなり難航しました。これまでにBさんが服用していた西洋医学の薬剤はそのまま継続してもらい、そこに加えて「奔豚（気）病」に効果があるような漢方薬を投与したのですが、いっこうに効果がなかったのです。10種類以上の漢方薬を次々に試したのですが、どれも目立った効果がありませんでした。

なお、一般に漢方薬は、即効性は期待できず気長にのんで徐々に効いていくものと、世間には思われているふしがありますが、それは誤解です。確かに西洋医学では打つ手がないような原因不明の慢性疾患に漢方薬が効くことはよくありますが、急性疾患にもよく効きますし即効性も得られます。むしろ、1～2週間続けても症状に変化が見られなければいつまでも続けることはせず、すぱっと変えていくのが漢方薬のセオリーといっていいと思います。

さて、心臓神経症の患者は発作がいつ来るか分からず、発作時には心筋梗塞と鑑別するために医療機関で心電図をとる必要があります。Ｂさんも１年３６５日、昼夜問わず発作が起こり、そのたびに私に電話が入るため、私にとっても緊張感の高い日々が続きました。私は研修医時代を、徳田虎雄先生が創設した「徳洲会病院」で過ごし、ぜひ私に研修医として来てほしいとじきじきに私のいる弘前まで足を運んでくださった徳田先生の心意気と、１年３６５日24時間患者の診察要請は断らないという病院の姿勢に共感し、自分もこうありたいと今に至っています。しかしそんな私でさえも、Ｂさんの想像を絶するほど頻回な発作と診察依頼に音を上げ、倒れそうになったものでした。Ｂさんご本人がいちばんつらいことは重々承知のうえなのですが、私も気力、体力ともに消耗してしまい、今日だけはＢさんの発作が起こらないことを祈ってベッドに入ったものでした。

そんな窮地を救ってくれたのが、ほかでもない「瘀血」の発想だったのです。

すでにＢさんの初診から２年数カ月経過していました。たまたま血液検査を実施し、血液の凝固能の指標の一つであるトロンボテストの数値をチェックしたところ、凝固亢進状態、つまり血液が固まりやすい状態にあることが分かったのです。なおトロンボテストとは、肝臓でつくられるビタミンKに関連した血液凝固因子（凝固を進めるタンパク質などの物質）の活性を測定する検査です。

凝固亢進状態とは一般の方にはなじみのない言葉だと思いますが、文字が示すとおり血液がもっている、固まろうとする能力が高まっていることを指します。血液は固まろうとする力と、かたまりを溶かそうとする力の両方あり、両者のバランスが保たれることによって、生体内で血液がスムーズに循環していると考えられています。しかし固まろうとする力がまさると血流が滞りやすくなってしまいますし、かたまりを溶かそうとする力がまされば、出血したときなどに止まらず、時には命に関わることにもなってしまいます。Bさんの血液は前者の、固まろうとする力が強まっていることが分かりました。

西洋医学的には、この力を抑える作用をもつ薬を総称して抗凝固薬と呼び、現在多くの種類があります。中でも最も一般的に広く使われているのがワーファリンという薬です。ワルファリンとも表記されますが、本書ではワーファリンと表記します。

血液が凝固するにはいくつかの凝固因子と呼ばれる物質の関与があります。それにより血液中のタンパク質が活性化し凝固に至るのです。

ワーファリンはそのビタミンＫの働きを抑えることで、血液凝固も起こりにくくなる、というわけです。

ワーファリンは、動脈硬化があり心筋梗塞や脳梗塞を起こすリスクの高い人に処方されることがある薬で、半世紀以上前から世界で広く使われている最古参といってもいい薬なので、みなさんの中にも名前を知っているという人は多いかもしれません。

さて、この症例にもワーファリンが有効かもしれない、と考えた私は、まずワーファリン１㎎錠を１錠／日投与することにしました。そしてトロンボテストの数値や症状の出方を見ながら少しずつ、約７カ月かけて４錠、つまり４㎎／日まで増量しました。そうしたところ、７カ月半後にはトロンボテストの数値が正常範囲となったのです。

驚くべきことには、トロンボテストの数値が正常範囲になった、つまり血液凝固能の亢進状態が改善されたのとほぼ時を同じくして、奔豚（気）病と思われる諸症状がきれいさっぱり消失したのです。

その改善ぶりたるや、今まで大量にのんでいた薬は西洋薬、漢方薬の別なくほとんど不要になるほどでした。ワーファリン投与後も一部の漢方薬は継続しましたが、半年後には症状が完全に消失したので中止することができました。この患者は私のクリニックを受診するまで約5年、私が診察するようになってから約3年、計8年がかりでつらい発作から解放されたのです。

ワーファリンとは……

1．由来：植物界に広く分布するクマリン配糖体由来であり、シナガワハギ、サクラの葉に分布するメリロチン、ムラサキウマゴヤシ中のジクマロールはクマリン配糖体である。

2．機能：

・ビタミンK依存性凝固因子（Ⅱ、Ⅶ、Ⅸ、Ⅹ）を阻害

・外因系凝固系（破壊された組織からの成分〈第Ⅲ因子〉から始まる凝固）をブロックする

・投与中はビタミンK含有食品（納豆や小松菜等）の摂取を控える

・トロンボテストまたはＰＴ－ＩＮＲ（患者血漿のＰＴ〈秒〉／正常血漿のＰＴ〈秒〉）で投与量を決める

血液が凝固するメカニズムには「内因系」と「外因系」があります。内因系は血管内の凝固因子で起こる凝固を指し、ビタミンKはこれらの凝固因子を活性化させるよう関

ワーファリン投与量とトロンボテスト数値の推移

	ワーファリン(錠)	TT(トロンボテスト)
H13.11. 6	1	131以上(70～130)
H13.12.18	1.5	131以上
H14. 1.15	2.5	131以上
H14. 2. 5	3	123
H14. 3. 5	3	96
H14. 4. 2	3	85
H14. 5. 7	3.5	99
H14. 6. 4	4	88

与するため、その働きを抑えるのにワーファリンが作用します。

一方、外因系は怪我などで壊れた組織からの凝固因子で起こる凝固を指します。ワーファリンにはこのプロセスもブロックする作用があります。

この症例は大きな2つの新事実を私に示してくれました。

一つは、漢方的な診察では瘀血は見られませんでしたが、トロンボテストを行ったところ血液の凝固能が高く、それにより瘀血であることが分かった、ということです。言い換えれば、漢方

使用した漢方薬

・診断前

柴朴湯 7.5g	2 週間
抑肝散加陳皮半夏 7.5g	6 週間
大建中湯 15.0g	4 週間
加味逍遙散 7.5g	2 週間
柴胡加竜骨牡蠣湯 7.5g	1 週間
竹茹温胆湯 7.5g	4 週間
大黄牡丹皮湯 7.5g	2 週間
潤腸湯 7.5g	8 週間
抑肝散 7.5g	1 週間

・奔豚病と診断（H11年10月）

甘麦大棗湯 7.5g ＋ 小半夏加茯苓湯 5.0g	7 週間
竜胆瀉肝湯 7.5g	1 週間
抑肝散 5.0g ＋ 竜胆瀉肝湯 5.0g	1 週間
抑肝散 5.0g ＋ 白虎加人参湯 6.0g	1 週間
黄耆建中湯 12.0g ＋ 五苓散 5.0g	2 週間
滋陰降火湯 7.5g	2 週間
甘麦大棗湯 7.5g ＋ 五苓散 5.0g	2 週間
半夏白朮天麻湯 7.5g	2 週間
苓桂朮甘湯 7.5g	4 週間
釣藤散 7.5g	2 週間
柴胡桂枝乾姜湯 5.0g ＋ 大建中湯 10.0g	6 週間
柴胡桂枝乾姜湯 5.0g ＋ 真武湯 5.0g	9 週間
七物降下湯 5.0g ＋ 真武湯 5.0g	3 週間
七物降下湯 5.0g	7 週間
甘麦大棗湯 7.5g ＋ 五苓散 2.5g	1 週間
甘麦大棗湯 7.5g ＋ 酸棗仁湯 5.0g	5 週間
酸棗仁湯 5.0g ＋ 苓桂朮甘湯 5.0g	1 週間

・ワーファリンを使用開始（H13年10月）

酸棗仁湯 5.0g ＋ 苓桂朮甘湯 5.0g	1 週間
酸棗仁湯 5.0g	4 週間
酸棗仁湯 5.0g ＋ 川芎茶調散 5.0g	2 週間
酸棗仁湯 5.0g ＋ 甘麦大棗湯 5.0g	1 週間
酸棗仁湯 5.0g ＋ 竹茹温胆湯 5.0g	1 週間
酸棗仁湯 5.0g ＋ 甘麦大棗湯 5.0g	8 週間

・発作消失（H14年3月）

診療でも分からなかった、いわば隠れた瘀血を西洋医学的なアプローチで発見できた、ということです。

もう一つは、その瘀血に対し漢方薬ではなく、西洋薬のワーファリンが著効したということです。これは、「東洋医学の概念である瘀血は東洋医学的アプローチで治すべきだ」との常識を翻す、画期的な発見といえると思います。

私はこれまで誰も提唱してこなかった、ワーファリンで瘀血を改善に導けるという事実にたいへん興奮し、ぜひ多くの医療関係者に知っていただきたく、この経過を論文にまとめ、２００４年第55回日本東洋医学会学術総会の場で発表しました。

周囲の反応はたいへん良く、注目度の高い発表となりました。それもそのはずで、漢方でいう「瘀血」を西洋医学的なアプローチで評価し、瘀血＝血液凝固能の亢進であるとの西洋医学的な解釈のもと行った治療が奏効したという点に新奇性が認められたからです。

これまでにも漢方の偉大な先輩方による、瘀血の西洋医学的な解釈が試みられた研究はいくつか存在します。しかしいずれも血液の一成分である血小板の凝集能に着目したものであり、私が見いだした血液そのものの凝固能とは別の考え方です。

怪我して出血したときにも、ちょっとした傷なら自然に血が止まります。これも血液が固まるからこそであるのはいうまでもありません。ただ、このときに実は、２つの別々のメカニズムが働いて最終的に「血が止まる」のは一般にはあまり知られていないと思います。

血が止まるメカニズムには大きく「一次止血」と「二次止血」があり、前者は血小板の凝集、後者が血液の凝固です。

一次止血で起こる血小板の凝集は、例えば怪我して出血したあと傷口をふさぐようにして血液が固まる現象がこれにあたります。この段階では、血液中の血小板という成分が傷口に集まり、ばい菌などの異物を入れないようふたをします。そして傷の修復も行います。

しかし、血小板だけではもろいので、引き続き二次止血のメカニズムが作動し、止血をより強固にします。

このメカニズムでは、まず血液の中で凝固因子が増え、それによって血液中のタンパク質が固まります。それが、血小板のふたよりも密で強い血栓をつくり、傷をふさぐのです。

血液の凝固能亢進とは、二次止血に該当する血液のもつ凝固因子の作用による血液の固まりやすさを指します。これは怪我をしたときだけでなく、血管内、特に中小以下の細い血管内を流れる血液が固まりやすくなるのも同じメカニズムです。この点で、血小板に着目したほかの漢方の先生方の主張とは一線を画しているということです。

私が出合った症例では詳細な血液検査をし、検証したわけではないので、凝固因子の量的な変化は分かりませんが、トロンボテストで凝固能亢進が認められていることから、血小板ではなく、血液凝固因子による凝固のメカニズムが働いていると考えられます。

瘀血の西洋医学的解釈は、中国でも中西医結合医学の一環として取り組み、臨床の観察と実験的研究からその病態の解明が進められています。ことに最近は微小循環や血流レオロジー、血液凝固現象等の近代医学的進歩の知見から、この瘀血という現象を解明する試みがなされているようです。

しかし瘀血の生理学的な定義は今なおあいまいな部分もあり、流動的といえます。これまで多くの医家が、瘀血の西洋医学的な解釈を試みてきましたが定説には至っていません。瘀血という現象を、近代医学を用いて客観的かつ科学的に解明することは、こと漢方医学者にとって、積年の夢といっても過言ではありません。

私が提唱した「瘀血＝凝固能亢進」という概念はそこに一石を投じるものであり、また瘀血を西洋医学的に、血液凝固能で評価したということにおいてはほかに類を見ず、日本広しといえど私が最初なのではと自負しています。

瘀血と深部静脈血栓症は近似していますが、この経験をもとにさらなる症例を重ねたのち、瘀血の西洋医学的な治療法も確立しました。それが「瘀血に対するワーファリン療法」（以下、ワーファリン療法）です。

瘀血に対するワーファリン療法の基本戦略

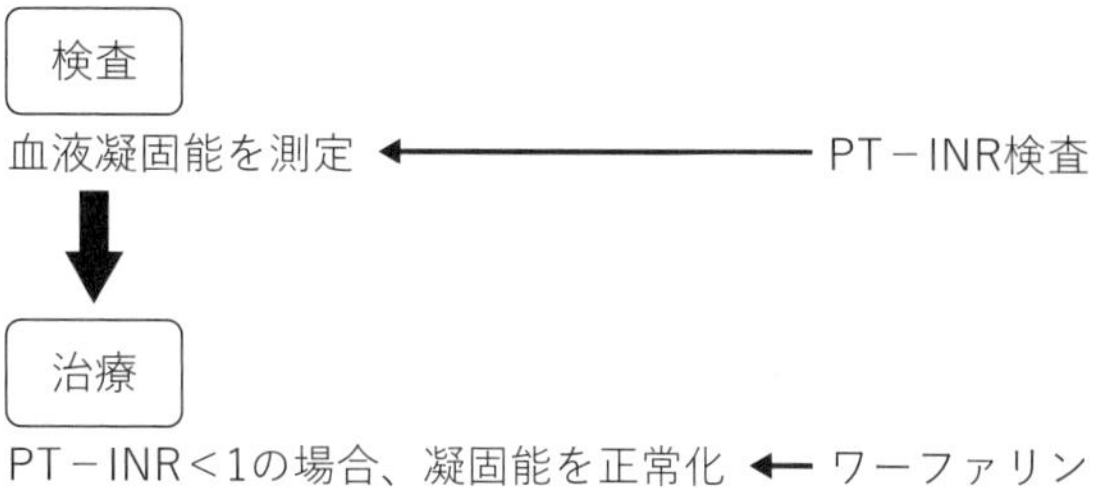

ワーファリン療法の基本戦略として、まず血液凝固能をＰＴ－ＩＮＲ検査で測定します。ＰＴ－ＩＮＲ検査はProthrombin Time-International Normalized Ratioの略で、プロトロンビン時間、の国際標準比をあらわしており、被験者から採取した血液が、凝固するまでにどれほどの時間がかかったのかを測定する検査です。

そしてその結果が１未満であった場合を過凝固、つまり血液の凝固能亢進が認められる状態とし、治療の対象とします。１未満を治療の対象とするのは、深部静脈血栓の存在が十分に疑われる値だからです。

そして、凝固能を正常化させる治療としてワーファリンを投与します。この一連の流れにより瘀血の患者が抱える多種多少な症状を改善させることができるのです。

PT－INRの数値による血流の悪さの判断基準

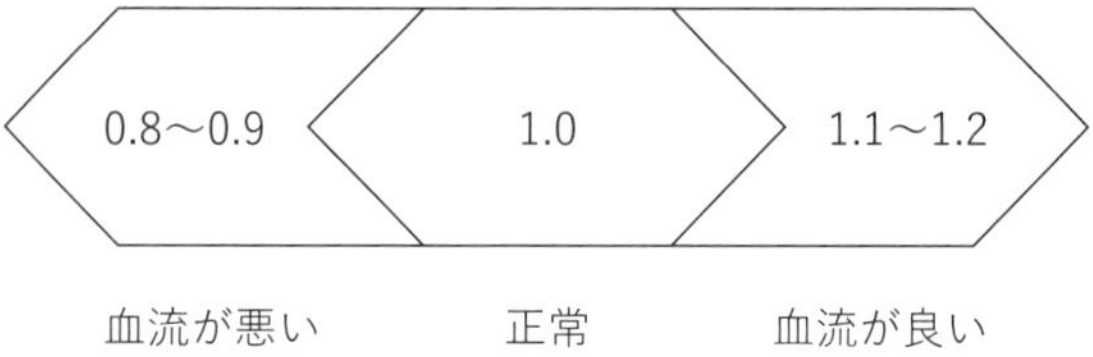

奔豚（気）病の症例では、血液凝固能亢進状態を調べる方法としてトロンボテストを用いましたが、最近ではＰＴ－ＩＮＲ検査（ＰＴ国際標準化比）と呼ばれる血液検査法が一般的なため、私のクリニックでもこの検査法を採用しています。少量の採血ですみ、10分程度で調べることができます。

ＰＴ－ＩＮＲは数値が小さいほど凝固能が亢進していることを示し、その基準値（標準値）は０・９～１・１としている施設が多いですが、私は０・９～１・０を潜在的凝固能亢進状態とみなし、治療の対象にしています。私のこれまでの診療経験では、有症状で瘀血を呈する患者のほぼすべてがＰＴ－ＩＮＲ検査で１未満となっているからです。

ちなみに、深部静脈血栓症の治療域は　PT－INR　1・5～2・5、心房細動（心臓の心房と呼ばれる部屋が小刻みに震え十分な収縮ができなくなる病気）の治療域はPT－INR　2・0～3・0とされています。

瘀血の判断にはPT－INRが適している

なお、血栓の状態を調べる検査法にはほかにDダイマーがありますが、これはおもに大静脈の血栓を調べるために用いられ、おもに毛細血管～中小血管の凝固能を調べるPT－INRとは見ている場所が違います。また、Dダイマーは播種性血管内凝固症候群（DIC）という、血中のフィブリンというタンパク質が異常に増え全身の広範囲に血栓が生じる疾患のマーカーとして知られていますが、このような全身に及ぶ重篤な段階では二次線溶といって、プラスミンという血栓を溶かす働きのあるタンパク質も増加する現象が起こります。そしてPT－INRはこの影響を受けてしまい、たとえ中小以下の血管に血栓があったとしても見逃され、高い値を示してしまうことも多いようです。

血栓の状態を調べる検査法の比較

血栓の存在が疑われる部位	PT－INR	Dダイマー
毛細血管から微細血管	過凝固	正常または不明
中小血管	過凝固	正常または不明
大血管	※	高値

※二次線溶が起きるため不明

これは私見ですが、血液凝固能亢進状態（過凝固）の場合、いきなり大血管（大静脈）に血栓が生じるとは考えにくく、まずは毛細血管や毛細血管レベルの微少血管に血栓ができ、その一部がより太い中小の血管に移動しそこでも血栓をつくるという段階を経て、中小の血管にできた血栓が肺動脈などの大血管にとんで塞いでしまう、すなわち一般にロングトリップ症候群またはエコノミークラス症候群とも呼ばれる、肺動脈塞栓症を起こしてしまうと考えられます。

病気は早期発見が重要であることはいうまでもありません。血栓も、微小な血管にできたごく小さいうちに発見できれば、おおごとにならずにすみます。しかしDダイマーは大血管に血栓ができると異常高値を示しますが、先述のとおり中小以下の静脈に血栓ができても異常高値を示すとは限りません。つまり血流の悪さ、漢方でいう瘀血の状態を早期に把握するには向いていないというのが私の考えです。

その点、より鋭敏に中小以下の血管の血栓の状態を反映するPT－INRのほうが、日常診療で数多く接する不定愁訴や原因不明の不調を診る際、血流の悪さを早期に把握し治療に役立てるには有用であると考えます。

簡略に示すと右ページの表のようになります。

血液の凝固能を正常に近づけるのが目的

ワーファリンの投与はほとんどのケースが1～5㎎／日の範囲でおさまり、決して大量ではありません。

私の治療法では、PT－INRが1未満の人を対象とし、PT－INR＝1・0を目標とします。PT－INR＝1・0は健康な人の正常範囲内であり、出血などの副作用の心配はまずいりません。あくまで正常に近づけることが目的であり、過剰に良くするわけではないからです。

これは漢方の中庸の考え方に基づきます。「中庸」とは、「偏りのないこと」を意味する言葉です。もっと分かりやすくいえば「過不足がないこと」です。例えば「腹八分目」という言葉がありますがこれも、ほどほどが健康にはちょうどいいという教えをあらわしています。

一つ注意点を挙げるとすれば、ワーファリンはビタミンK依存因子（Ⅱ、Ⅶ、Ⅸ、Ⅹ因子）に作用するため効果が打ち消されるということです。そのためビタミンKを含有する青物野菜、青汁、クロレラ、納豆等はワーファリン服用中は控える必要があります。

整形外科では治らなかったしびれや痛みがワーファリンだけで軽快

さて、瘀血はそもそも漢方発の概念ですから、本書をここまで読み「漢方薬では良くならないの？」と疑問に思われる方も少なからずいるのではないかと思います。

漢方薬は公的保険で使えるものも多いですし、市販薬も、ドラッグストアなどで多くの種類が販売されているので、みなさんにも身近な存在だと思います。その中には確かに、瘀血に効くとされる漢方薬もいくつかあります。

しかし私の診療経験では漢方薬よりもワーファリンのほうが、切れ味が良く早期の改善が期待できるのです。

数年前に治療した印象的な症例を一つ紹介します。30代女性のCさんは左下肢全体がしびれており、四六時中鈍い痛みが続くといって、とてもつらそうにしていました。これまでに、ほかの整形外科医院へ1年間も通院したものの改善せず、内科的な原因があるのかもしれないということで私のクリニックへ受診に来られたそうです。

整形外科の検査では異常は発見されず、原因不明とされ温熱や電気の治療を受けたり、痛み止めの薬をもらったりしたそうですがどれもこれといった効果はなかったとのことでした。

疼痛《とうつう》があるとのことで浮腫（むくみ）の有無を調べましたが、それはありませんでした。実はこうした原因不明のしびれや痛みを訴える患者は、私のクリニックには大勢いらっしゃいます。そしてその大半は、以前、整形外科にも行ってみたものの良くならなかったケースです。

この30代女性Cさんの左下肢全体のしびれや疼痛は、漢方の考え方では「瘀血」の徴候と合致します。そこでＰＴ－ＩＮＲ検査で血液凝固能をチェックしたところ、１・０未満でした。過凝固状態にあることが確認されましたのでワーファリンを投与したところ値は改善。約２週間後にはすべての症状がなくなったのです。

Cさんには、糖尿病の基礎疾患がありましたが、私のクリニックを受診した時点では診断されておらず、血管造影や血管エコー等は施行しておりません。

この症例では、もしCさんが整形外科に通い続けていたら、瘀血、つまり血液凝固能の亢進に気づかれないままで、いつまでも治癒には至らなかったものと思われます。血流の悪さに対し手が打たれず、対症療法が続けられても根本的な解決にはならないからです。

また、仮に漢方医学の覚えがある別の内科を受診し、瘀血であることが分かったとしても、漢方薬だけで改善に至ったかどうかは疑問があります。というのも、実はCさんも含め、これまで私が診た不調のうち特にしびれと疼痛は、瘀血に特徴的な症状とされていながら、漢方薬を投与してもあまり手ごたえが良くないのです。医療機関で公的保険のもと処方される医療用漢方薬は、エキス剤といって顆粒状に加工されている分効果が減じているのかもしれませんが、理由はよく分かりません。

ワーファリンで正常化させる治療法のほうが、血液凝固能の亢進抑制と改善に対しては格段に効きが良いのです。

左上肢全体の浮腫のAさんの例も、他科では治療に難渋していましたが、私のクリニックに転院後、ワーファリン療法で劇的な改善を見ました。

血管造影等その他の検査は一切施行しておらず、正確なことはいえませんが、左上肢全体より下流側、つまり体の中心部に近い範囲に深部静脈血栓が存在する可能性は高いと考えられました。なお、血管造影検査は血管に造影剤を注入し針をさす必要があるなど侵襲があることや、造影剤等による副作用の発現が想定されるため、検査は必ずしも必要とは思われないというのが私の考えです。

血流改善は、病気の治療にあたりファーストステップといえる、ベースとなる治療と考えます。簡単にいえば地ならしです。

植物を育てるにも、枝葉ばかり気にしているようではうまくいきません。根元に水や肥料を十分に与えたり、根腐れしていないかをチェックしたり、見えない、あるいは見えにくい土台もケアして初めて、枝葉が茂り、花が咲いたり実を結んだりするものです。枝葉がしおれていても、土台である根さえしっかりしていれば、辛抱強く世話をすればまた元気になるはずです。その土台にあたるのが、ここでは全身を巡る血流を良くする、すなわち瘀血を改善するということなのです。

瘀血に対するワーファリン療法を実践するようになってから、多くの不調はほぼこれだけで改善することが分かりました。漢方薬を、手を替え品を替えどんなにたくさん使っても良くならなかった症状も、ワーファリンで血液の凝固能を正常化させ、血液の流れを良くすればすんなりと快方に向かう症例を多数得ることができました。それにより私は、瘀血の改善に最も適したアプローチはワーファリンの投与であるとの結論に至ったのです。

瘀血の西洋医学的な完全解明には至らないものの、ワーファリンの使用が瘀血によると思われる症状の改善に有用と示されたことは、東洋・西洋両医学界にとって大きな収穫ではないかと考えます。

ワーファリン＋漢方薬の「組み合わせ治療」を確立

しかし一方で、すべての瘀血を背景とする病気が、瘀血の治療さえすればあとは何もしなくても治癒に向かうとは言い切れません。これまでの経験上、病気が難治性であればあるほど、血流を良くしてもなお、痛みや腫れ、むくみなどの諸症状が残ることは少なからず見られます。難治性の場合は、ワーファリンだけあるいは漢方薬だけ、といった単独の治療法では改善が困難なことが多いのです。

そこで私はこうした難治症例への治療法の確立を次なる目標とし、診療経験を重ねました。

そして一つの解にたどりつきました。それは、難治性とされる症例でも、瘀血を改善したあとなら、漢方薬も著効することが多いということです。

ワーファリンにより血流が正常化することで体の代謝も正常化します。これは薬の成分をとりこむ体のベースが整ったと言い換えることができるでしょう。したがって、併用する漢方薬の効きも良くなると考えられるのです。

なお、アプローチの異なる治療方法を組み合わせて行うことを、専門的には集学的治療といいます。がん治療でよく使われる用語で、例えば手術と薬物療法、手術と放射線療法といったように、各治療方法を上手に組み合わせて高い治療効果を目指します。本書では一般の方にも分かりやすいよう「組み合わせ治療」と表記します。

なかなか改善しない症状に、組み合わせ治療が奏効

この組み合わせ治療でスムーズに寛解、治癒へと導くことができた症例を6つ紹介します。一般の方にも分かりやすいようできるだけ難解な医学用語は避け、平易な表現を心がけましたが反面、医療者にとってはやや情報不足だったりあいまいな内容にとらえられたりするかもしれないことを考え、各症例のあとに私が日本東洋医学会等での発表時に使用した資料の抜粋を添えることにします。

症例1　眼底出血で視力低下した65歳女性（網膜静脈分枝閉塞症）

私が非常勤で勤務している総合病院で、眼科の先生から紹介されたのが65歳の女性、Dさんです。眼底出血で視力低下が見られ、蛍光眼底造影検査という眼底の血管の状態を調べる画像検査を実施したところ、本来は存在しない異常な血管である新生血管が見られるなどの、網膜静脈分枝閉塞症の所見があったとのことです。Dさんがすでに1年

以上も眼底出血が続いていることから、内科的な基礎疾患がないかを調べてほしいとのことでした。

眼底出血自体は、しばしば高血圧や糖尿病といった生活習慣病が背景にあることも少なくありません。しかし私のこれまでの診療経験では、何千人もの高血圧、糖尿病、脂質異常症を診てきた中で、網膜静脈分枝閉塞症を合併していた症例は一例もありませんでしたし、そもそもこの病気の患者に出会ったこともありませんでした。内科医にとってはそれだけなじみのない病気であり、紹介されたものの戸惑ったのが正直なところです。実際にご本人に会って話を聞くと、だんだん見えにくさが増し、日常生活にも支障をきたすようになり困っている様子でした。一般的に、人が受け取る情報の大半は視覚から得ているとも言われていますので、目が見えにくくなることが生活の質を大きく低下させることは想像にかたくありません。

ともあれ私のところに来たDさんに、ひととおりの検査を行いましたが、高血圧、糖尿病、脂質異常症いずれの所見もありませんでした。しかし眼科の診断から、網膜静脈のどこかに閉塞があるのだろうと予測し、それならば血液凝固能が亢進しているのではないかと考えＰＴ－ＩＮＲを測定することにしたのです。

結果は0・89。1未満ですので数値上、凝固能亢進が認められましたので、東洋医学的には瘀血、西洋医学的には深部静脈の血栓の存在が疑われると判断しました。そこで、ワーファリンを処方することにしたのです。

私はこの数年前、先述の深部静脈の血栓の存在が疑われた心臓神経症の患者に対しワーファリン投与で症状の改善が得られた経験をすでにしていましたから、今回もそのときと同じように、このやり方で血液の凝固能が正常化すれば眼底出血がおさまるだろうと考えたのです。

確かに治療開始から2週間ほどで小康状態となり、眼科で網膜光凝固術というレーザーにより網膜を凝固し病気の進行を止める治療も行われました。治療開始3週間後に行ったＰＴ－ＩＮＲでは1・06を示し凝固能が正常化したので、私もこのまま出血がおさまり寛解するであろうと期待しました。

ところがその期待は外れ、私のところを受診してからちょうど1カ月後に、ふたたび出血するようになってしまったのです。さらに視力も低下傾向を呈するようになってしまいました。ＰＴ－ＩＮＲの数値は改善していることから血流は良くなっているはずですが、症状が軽快しないのです。

なお、瘀血による出血は、血液の滞りによりできた血栓などの血の塊から生じるのであり、血流が良くなるから出血しやすくなるわけではありません。

さて、なぜ症状が軽快しないのかはすぐには分からなかったのですが、改めてこれまでの経過を見返してみて、Ｄさんの出血は瘀血の問題だけではなく、目の組織に何かしらの炎症が起こっているせいかもしれないとひらめきました。

そこで、炎症を抑える作用のある黄連解毒湯という漢方薬をワーファリンと併用した組み合わせ治療を開始したところ、今度は順調に出血がおさまり、視力も回復したのです。治療開始３カ月半後に眼科で行われた蛍光眼底造影検査で新生血管などの網膜静脈分枝閉塞症の所見にも縮小が見られ、眼科的にも安定したと考えられる状態に至りました。

長年にわたり繰り返す出血から解放されたDさんの喜びようはたいへんなものでした。というのもDさんは私のところに来る前、3つもの医療機関を渡り歩き、いずれも満足のいく治療効果が得られなかったからです。発症当時は近所の眼科にかかり、1年ほど治療を受けたとのことですがなかなか軽快しなかったため市内の総合病院を紹介されてそちらにかかるも、近所の眼科とまったく同じ治療方針だったためにDさんは不安を抱き、自分で探して自宅から少し離れた別の総合病院を受診したという経緯があります。この、3番目にかかった総合病院にたまたま私が非常勤として診療を担当していたことから、今回の出会いがあったというわけです。

総合病院には何人もの内科医がいますから、その中で私がたまたま選ばれたのはDさんにとっては幸運であったといえます。血液凝固能に着目した治療戦略をもっているのは私しかいないからです。

網膜静脈分枝閉塞症は、私も紹介を受けてから勉強しましたが眼科領域でも根治療法が確立されておらず、治療に難渋する症状の一つとされ、Dさんが医療機関を何度も変えざるを得なかったのも、仕方のないことだったともいえます。

今のところ対症療法で悪化を食い止めるしかないのが実状といわれていますが、血液凝固能が高い場合、それを放置し表出する症状だけを診ていても改善は期待できそうにないことが、今回の症例で示されたのではと思います。

眼科領域においては門外漢ながら、私のワーファリン療法が根本治療となり得る可能性があるとも考えられます。もちろんそれにはまず「瘀血」という概念が西洋医学にも受け入れられる必要があると思っています。


瘀血がある患者の場合、まずそれをワーファリンで改善し、血流を正常化して体のベースを整えつつ、表出する症状（今回の場合は炎症）への治療を行う。この組み合わせ治療が難治性疾患に対する基本的な治療戦略であり、この眼底出血の症例はそれが奏効した好例といえます。

なお、眼底出血に対して漢方薬で治療した過去の例を調べてみたところ、大塚敬節先生の温清飲《うんせいいん》加《か》釣藤鈎《ちょうとうこう》の一例と、山本　巌先生の通導散《つうどうさん》加《か》竜胆瀉肝湯《りゅうたんしゃかんとう》の一例がありました。

これらの漢方薬には瘀血と炎症に効く生薬が配合されています。二例とも漢方薬のみを用いた治療ですが、戦略としては「瘀血の治療」＋「炎症の治療」であるといえます。一方、私が眼底出血の患者に対して立てた治療戦略も、「瘀血の治療」＋「炎症の治療」です。用いているのが前者はワーファリン、後者は漢方薬の違いだけで、方向性は漢方の大家の先生方が過去に示しているものと同じなのです。

この症例は２０１８年の日本東洋医学会東北支部学術総会にて発表しました。後日談となりますが、これ以降私のもとに、何人もの眼底出血の患者が紹介で来られるようになりました。今も一人、同じ眼底出血を繰り返す男性患者を治療しています。血液凝固能は学会で発表した症例と同じように亢進しているためワーファリンと黄連《おうれん》解《げ》毒湯《どくとう》で様子をみていますが、経過は良好です。

症例2　慢性腎不全の59歳女性

慢性腎不全は効果のある薬剤がなく、減塩指導が唯一の治療法であり、みすみす透析へ移行するのを、手をこまねいているしかない疾患です。最近ようやく、保険診療で慢性腎不全に適応がある薬剤も登場してきましたが、腎機能を改善するのではなく、悪化スピードをやわらげるだけの効果しかありません。

医療者にとってはどんな手を使ってでも透析に移行するのを阻止したいのが本音で、漢方薬を使用した症例報告も散見されます。しかし東洋医学的なアプローチも腎機能を回復させるまでの著効例は得られないのが実状です。

私のクリニックにて、高血圧と甲状腺機能低下症で加療中の患者Eさんに、あるとき定期血液検査で腎機能の指標の一つクレアチニン（以下Ｃｒ）の上昇が認められました。それも３・０㎎／㎗という相当な高値です。近年、慢性腎不全はおもにeGFR（推算糸球体濾過量）という、腎臓が老廃物を尿に排出する能力の指標をもとに重症度のステージ分類がなされますが、Ｃｒ３・０は最悪であるステージ5に相当します。私の診療経験でもＣｒ３・０は、これを超えるとあっという間に透析へ移行する、いわばデッドラインといえます。よく知られているようにひとたび低下した腎機能は治療で再び高めることはできず、いかに残存機能を温存するかが治療目標となります。そのため日々の食事や水分摂取に厳しい制限が課されるため、生活の質を大きく落とさざるを得ない状況になります。

それでも機能低下が進んでしまい、残存機能が健康な人の10~15%程度になると人工透析が検討されることになります。人工透析は機械で血液を濾過し、老廃物などの有害物質を除去してふたたび体に戻す処置で、多くの場合週3~4回、数時間にわたり行われます。また、本来は生体が担う機能を機械が代替するため、恒常性と呼ばれる、体がもともともっている体内の各機能のバランスをとろうとする性質が損なわれることとなり、それによってさまざまな体調不良が起こりやすくなります。

Eさんは体や顔のむくみも訴えており、早急に手をうつ必要があると判断した私は、トロンボテストで血液凝固能を調べました。腎臓は老廃物の濾過や再吸収を行うため、無数の細い血管が通っています。腎機能低下とはいってみればこれらの細い血管を通る血流が滞ることで起こり、それには血液凝固能亢進が関わっているであろうと考えたからです。

Eさんの血清クレアチニンの変化

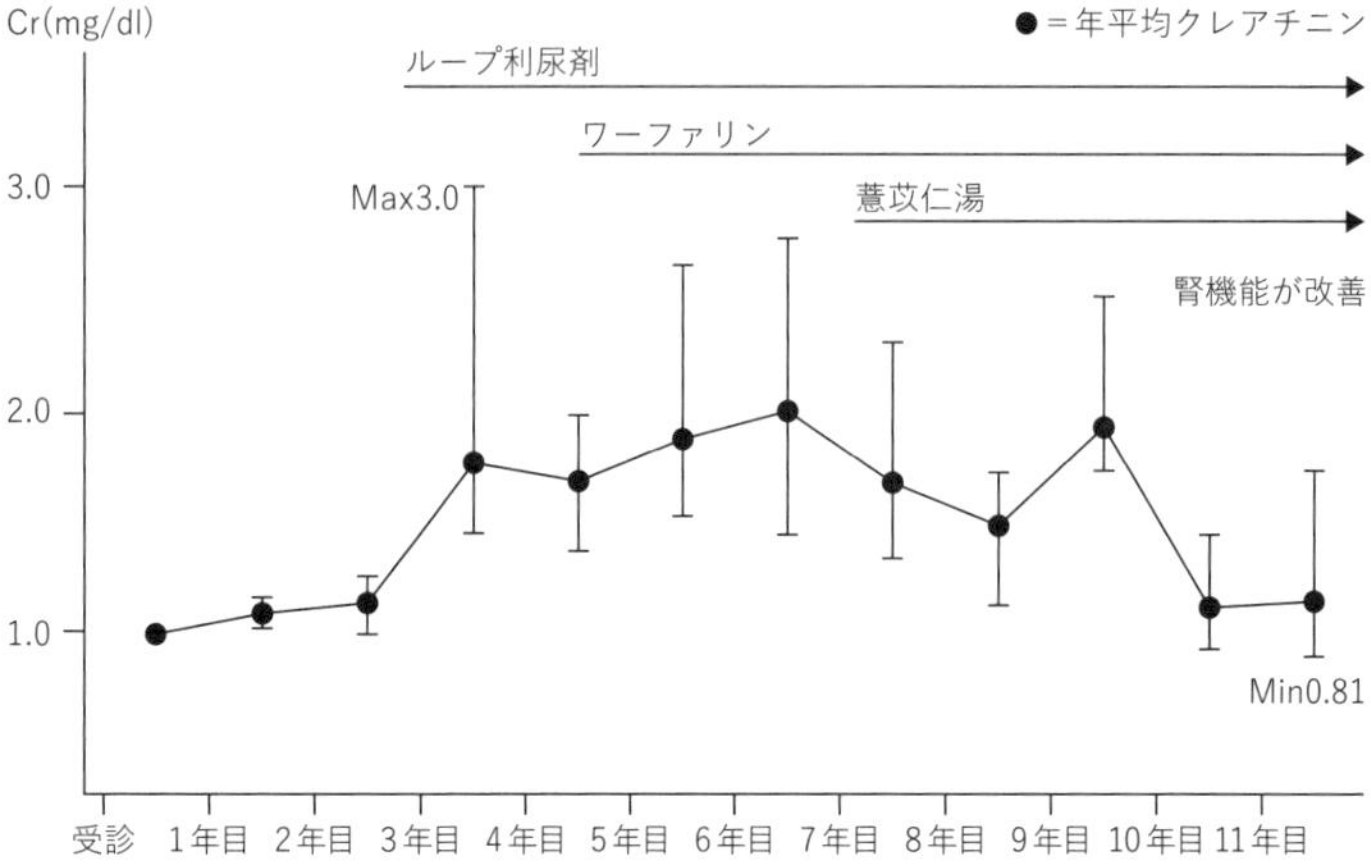

Eさんの血圧(収縮期)・体重の推移

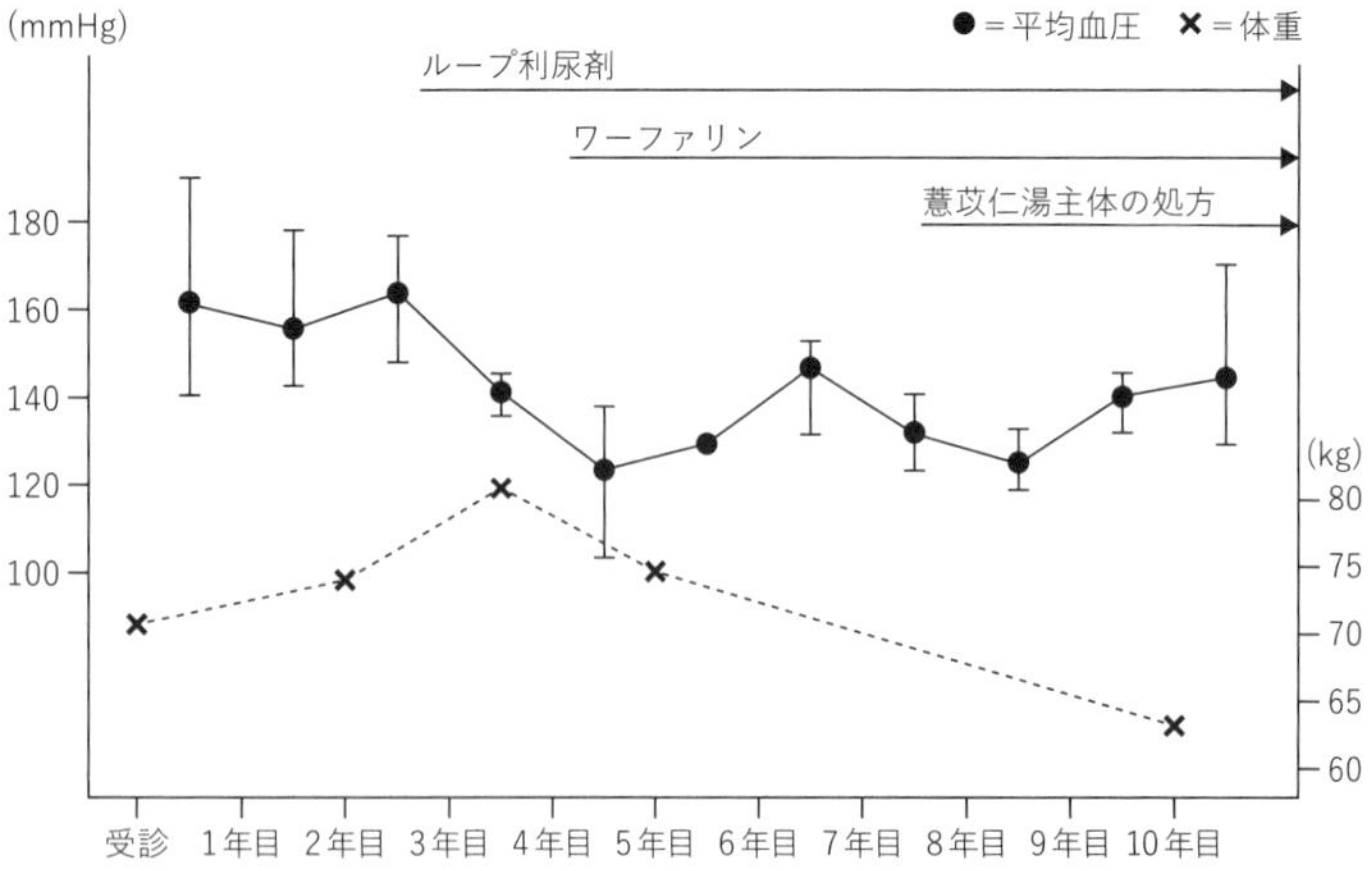

東洋医学的な考え方でも、瘀血の人はむくみがあらわれやすいことが分かっています。むくみもさまざまな要因で起こりますが、代表的なのが腎機能低下によるものと考えられる排尿障害です。

なお、西洋医学ではむくみの治療にループ利尿剤と呼ばれる、排尿を促す薬がよく使われますが、腎臓に負担をかけることはよく知られています。いわばうまく働けずにアップアップしている腎臓にむち打って働かせようとするようなもので、腎機能をさらに低下させてしまう結果になりかねないのです。したがって慎重に投与する必要があり、この患者もごく少量にとどめています。

私の予想どおり、トロンボテストは高値を示し、血液の凝固能亢進が疑われました。そこで正常化を目指しワーファリン療法を開始することにしました。そうしたところ１年後には体重が顕著に落ち、むくみも改善されてきたのです。ただしこの時点ではまだ、Ｃｒ値に目立った変化はありませんでした。

Ｅさんはしばらくして腰痛や手足の関節痛を訴えたため、それに対しては漢方薬で様子を見ることにしました。

一般にはあまり知られていませんが、東洋医学の考え方では関節痛は水毒と呼ばれる、体内の水分の流れが悪いことで発症、増悪するとされています。よく、ひざに水がたまるとか、冷えると関節が痛むといわれますが、こうしたひざの水や冷えも東洋医学的には水毒の症状とされています。

こうした水毒の関節痛によく適応する漢方薬に、薏苡仁湯《よくいにんとう》があります。これをループ利尿薬およびワーファリンと併用することにしました。

すると、関節痛が軽快するとともに、なんとＣｒの数値も改善されていったのです。ループ利尿薬とワーファリンだけでは３・０㎎／dℓ近辺から動きのなかったＣｒ値が、薏苡仁湯の投与を開始した年とその翌年は顕著な低下をみせ、一時期リバウンドしたものの最終的には０・81㎎／dℓで安定をみるに至りました。

薏苡仁湯は関節痛への薬なので、直接的にこの薬が腎機能を回復させたとは考えにくく、ワーファリンで血流を正常化させた、すなわち瘀血を改善に導いたことがなんらかの良い影響をもたらしたと考えられます。

しいていえば、薏苡仁湯には新陳代謝を高める働きのある麻黄《マオウ》が含まれているため、ワーファリンとの相乗効果で血流が良くなり、腎臓への負担減になったのかもしれません。実際にワーファリンの投与開始後、患者の両頬に見られた細絡（毛細血管が透けて見える状態）が目立たなくなったことから、時間差はありますがワーファリン自体も腎機能の改善に関与した可能性は否定できません。

やはり血流を良くすることは体の土台を良い状態にする基本中の基本で、この患者の場合はワーファリンによってそれがなされ、のちに併用された薏苡仁湯も十二分にその作用を発揮できたことが今回の結果につながったと考えられます。

この症例は、２０１０年の第26回日本東洋医学会支部総会にて発表しました。発表してから現在13〜14年経過していますが、この患者は現在も透析に移行することなく、通院にてコントロールを行っています。

症例3　血便が続く54歳男性（潰瘍性大腸炎疑い）

Fさんはもともと高血圧の治療で私のクリニックに通院していましたが、２００６（平成18）年9月中旬頃から毎日、血便が続くようになってしまいました。このときは漢方薬を使用し約半年で軽快し、私は漢方薬のみで良好な経過を得た下血の症例として、東洋医学会で発表したという経緯があります。ところが、Ｆさんの下血は寛解がみられた１年後に再発し、その後は漢方薬を投与してもあまり効かず、頻回に再発と寛解を繰り返すようになってしまったのです。

寛解と再発を頻回に繰り返し、再発中は血便が続くため本人もたいへん困っていました。お腹の症状はいつくるかも分からず、外出時には常にトイレの心配をしなければならないなどで大きなストレスとなります。また、人によっては繰り返される血便のために貧血になることも少なくなく、いずれも生活の質を大きく落とすことにつながります。

私がＦさんの血液凝固能が亢進しているのに気づいたのは、１回目の再発後間もない頃です。定期的に行っていたＰＴ－ＩＮＲ検査で低値となったため、漢方的な診療では分からなかった瘀血が潜んでいる可能性がある、と判断しました。そこで治療方針を変え、ワーファリンを投与することにし、漢方薬との併用でしばらく様子を見ることにしたのです。

ちなみに、このとき用いた漢方薬は、芎帰調血飲《きゅうきちょうけついん》、五苓散《ごれいさん》、黄連解毒湯などで、芎帰調血飲には血流を促し精力をつける働きが、五苓散にはおもに水分の循環を整える働きがあります。そして黄連解毒湯にはこれまでの症例でも述べましたが、炎症を抑える働きがあります。

しかしＦさんの症状はなかなか改善へと向かわないまま、２０１３（平成25）年に脳梗塞の一種で、比較的細い血管が詰まるラクナ梗塞の発作を起こし総合病院を受診することになります。

日本では、脳梗塞に対しては日本脳卒中学会が策定する「脳卒中治療ガイドライン」に則って行われます。Ｆさんも総合病院でこのガイドラインに従った治療を受けることになり、薬もワーファリンではなくバイアスピリンが処方されることになったのです。

このため、私のクリニックでこれまで処方していた薬は中止せざるを得なくなりました。

なお、ワーファリンは抗凝固薬に分類されますが、バイアスピリンは抗血小板薬と呼ばれる薬に分類され、血液中の成分の一つである血小板の働きを抑えることで血栓がつくられにくくする作用をもつ薬です。どちらもいわゆる「血液さらさら」の薬ではあるのですが、作用メカニズムが違うのです。

こうしてワーファリン療法は中断してしまったのですが、ここで意外なことが起こりました。ラクナ梗塞再発予防の目的で投与されたバイアスピリンでしたが、なんとこれが潰瘍性大腸炎にも奏効し、症状が軽快してきたのです。

この理由は分かっていません。私見ですが、バイアスピリンは一般名をアセチルサリチル酸といい潰瘍性大腸炎の西洋薬の第一選択である５－ＡＳＡ（５－アミノサリチル酸）と同じサリチル酸系であり、いわば親戚のような薬剤なので、腸のほうにも効いたのではと考えられます。

なお、ワーファリンも血栓をつくらせないようにする作用がありますが、バイアスピリンは動脈血栓の予防に効果がある薬であるのに対し、ワーファリンは静脈血栓に効果を認め、作用部位が違います。また、複雑になるので割愛しますが、作用機序（メカニズム）もまったく違います。

この患者はしばらく、潰瘍性大腸炎のほうは寛解状態が続いたのですが、1年と少し経って再び出血するようになってしまいました。この頃には総合病院での急性期治療は終了しており、かかりつけである私のクリニックで経過観察を行っていましたので、私のほうでワーファリン＋バイアスピリン＋漢方薬の組み合わせ療法を試みました。なお、このとき用いた漢方薬は炎症を抑える作用のある黄連解毒湯です。

そうしたところ、しばらくは数カ月に1度程度出血を繰り返したものの、数年後には12カ月以上の無再発期間が得られるようになりました。そして直近の1年半も再発せず、寛解状態を維持しています。

潰瘍性大腸炎は国の指定難病（難治性特定疾患）であり、原因不明で根治療法も確立されていません。この症例は、ワーファリンによる瘀血の治療＋炎症を抑える漢方治療で寛解に導ける可能性を示すものであり、同じ病気で苦しんでいる多くの患者にとって希望の灯になり得るのではないかと考えます。

なお、Fさんのあと、血便を訴える患者を2人診察しましたが、いずれも血液凝固能が亢進していたためワーファリンを投与したところ、なんと2人ともそれだけで軽快しました。先の患者に比べ炎症の程度は軽微であることが考えられ、今のところ経過観察のみ続けており、大腸内視鏡検査は施行していません。

当初は2人とも、血流を良くする薬剤はかえって出血が増えてしまうのではと不安がり、多少説得に時間がかかりましたが、いざ治療を開始すると出血が目に見えて減ってきたこともあり、自己中断することなくのみ続けてくれました。

症例4　全身性エリテマトーデスに合併したネフローゼ症候群　61歳女性

全身性エリテマトーデスとは、なんらかの原因で本来自分の体を守るために働く免疫システムが、正常な組織を攻撃してしまう自己免疫疾患の一つで、難治性として知られ国の特定難病指定も受けている病気です。

ＳＬＥと略されますが、これは英語の疾患名であるSystemic Lupus Erythematosusの頭文字をとったものです。Systemicは全身、Lupusは狼でラテン語を由来とした単語、そしてErythematosusは紅い斑点を意味し、この病気でよく見られる皮膚症状をあらわしているとの説がありますが、皮膚だけでなくさまざまな臓器や器官に炎症を起こし機能障害をもたらす病気です。

２０１３年5月、61歳の女性Ｇさんが眼瞼《がんけん》浮腫（まぶたのむくみ）と下腿浮腫（足のむくみ）で私のクリニックを受診しました。Ｇさんはこれまでにも高血圧や倦怠感、不眠といった症状があり通院歴があったのですが、今回のおもな訴えは「目がしょぼしょぼする」とのことでした。

血圧を測ったところ１８５／74㎜Hgもあり、最近でも１５０㎜Hg台が続いていたのですがそれにしてもかなりの高値です。そして本人の訴えどおり、診察でも両眼瞼と両足の浮腫を認めました。また、下眼瞼（下まぶた）のくまや、舌下静脈（舌の裏側を走る静脈）の拡張も見られましたが、これらは東洋医学では瘀血の典型的なサインといえます。

さらに尿検査と血液検査を行ったところ、ネフローゼ症候群といって腎臓からタンパクが漏れる病気であることが判明しました。体内の水分調整をしむくみ改善作用のある茵蔯《いんちん》五苓散《ごれいさん》をはじめとした、漢方薬による治療を開始しました。

Gさんの臨床経過

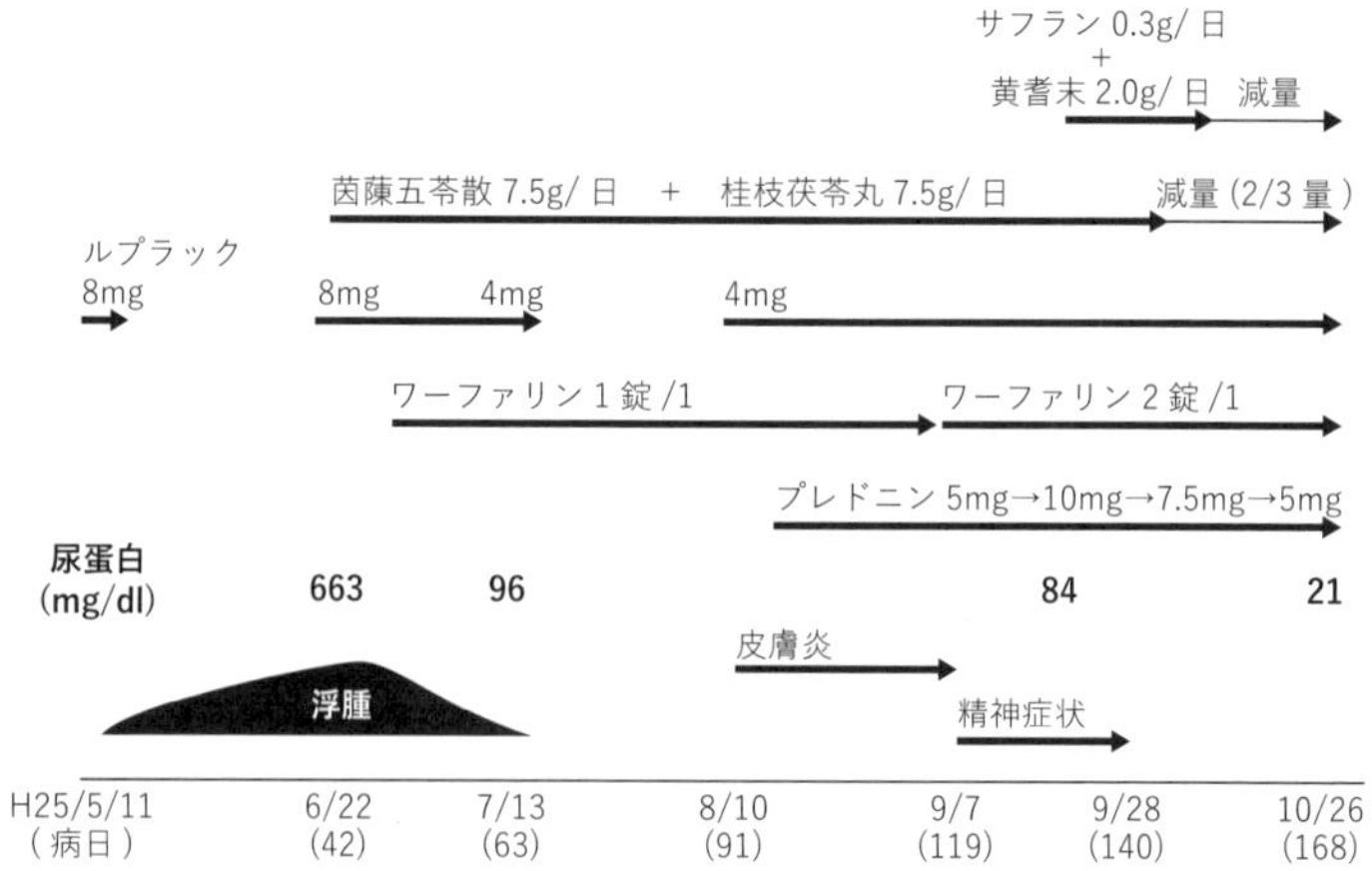

このとき私は、下眼瞼や舌下静脈が瘀血の典型的な症状を示していたことから、血液凝固能亢進を疑いＰＴ－ＩＮＲ検査も行いました。結果は１・０で、この検査では亢進の傾向は見られなかったものの、その後Ｄダイマー検査や、ＤＩＣのモニタリングで用いられ線溶亢進状態を把握するＦＤＰ検査の結果などから凝固能の亢進が推察されたため、漢方薬治療の開始後ほどなくしてワーファリン療法も併用することにしました。

このワーファリン＋漢方の組み合わせ療法が奏効したのか、治療開始前６６３mg／dℓもあった尿中タンパク量は、３週間後には96㎎／dℓ、2g／日にまで減少し、目や体のむくみも改善に向かったのです。

Gさんはそののち、それまでには見られなかった皮膚炎が起こったためプレドニンというステロイド内服薬による治療をしつつ、免疫性疾患を疑い検査をしたところ、全身性エリマトーデスに特徴的な抗体の高値が認められました。この病気は、ネフローゼ症候群の合併が多いことで知られています。Gさんにおいてもこれまでの経過から、先に診断されたネフローゼ症候群は、全身性エリマトーデスの合併症であったと考えられます。

一般的に、全身性エリマトーデスを発症すると大量のステロイド剤投与などで免疫を強力にコントロールする必要があります。ところがGさんの場合は、漢方薬とワーファリンの組み合わせ療法に少量といえる5～10㎎／日のステロイド内服薬、および利尿剤だけで、皮膚炎が1カ月足らずで消失したのです。その後イライラなどの精神症状が多少見られましたが、それも1カ月程度で改善しています。なお、漢方薬は精神症状が出た際、鎮静作用のあるサフランなどを追加したものの、漢方薬による治療開始から

４カ月後には先に出ていたむくみも含め、すべての症状が軽快に向かったため減薬しています。尿中タンパク量もこのころには０・４㎎／日となり、ほぼ問題ないレベルにまで改善しました。

この症例も、２０１４年の日本東洋医学会東北支部総会で発表しました。全身性エリテマトーデスに合併するネフローゼ症候群は難治であることが多くの研究論文で示されています。それに対し、ワーファリンと漢方薬を軸とした治療戦略が奏効し、寛解に導けたことは特筆に値すると考えます。難治性疾患へのファーストステップとして、血液凝固能が亢進している場合はワーファリン療法で正常化することにより快方に向かう可能性があることを示す好例といえるでしょう。

実は私は、全身性エリテマトーデスに対し特別の思い入れがあります。まだ右も左もよく分からなかった研修医時代に、この疾患にかかった19歳の男性患者を担当することになり、懸命に努力しましたがかなわず、最終的には喀血《かっけつ》で亡くしてしまったというつらい経験がありました。以来、この病気は何がなんでも治したいとの思いをずっと胸に抱いていたのです。今回の症例で、この患者が救われたことは私にとってもたいへんうれしく、血液凝固能に着目することが寛解への足掛かりになる可能性を見いだしたことは、私の医師人生の中でもたいへん大きな財産となりました。

症例5　冷え性　62歳女性

普段の診療では、これといった病名はつかないものの不快な症状に悩まされている人も数多く受診に来られます。私のクリニックは漢方薬による治療に力を入れていることもあり、これまで西洋薬をもらっていたがどうも良くならないとか、そもそも西洋薬があまり好きではなく、漢方薬でなんとかしたい、と希望される方も多くいらっしゃいます。

その中でも、とりわけ多く診るのが「冷え」です。これは瘀血の代表的な症状の一つでもあります。

62歳の女性Hさんで興味深い症例がありました。主訴はしゃっくりが多く、肩から胸

Hさんの治療経過

第1診 (H21.5.13)	カルフィーナ (0.5)　1錠 /1日1回 アスパラCA　4錠 /1日2回 ツムラ柴胡桂枝乾姜湯　7.5/1日3回 （以上3剤）①7錠 カルチコール　2本　静脈注射
第2診 (H21.5.18)	①5錠、ワーファリン (1)　1錠 /1日1回　7錠 カルチコール　2本　静脈注射
第3診 (H21.5.21)	カルチコール　2本　静脈注射
第4診 (H21.5.26)	①7錠、ワーファリン (1)　1錠 /1日1回　7錠 カルチコール　2本　静脈注射
第5診 (H21.6. 3)	TT（トロンボテスト）　101 肩・胸の重苦感よくなったが、しゃっくりはまだ 漢方薬を呉茱萸湯に変更　7錠 カルチコール　2本　静脈注射
第6診 (H21.6.12)	処方は同じ カルチコール　2本　静脈注射
第7診 (H21.6.22)	しゃっくりも軽快 処方は同じ カルチコール　2本　静脈注射

瘀血による不調と冷えの関係

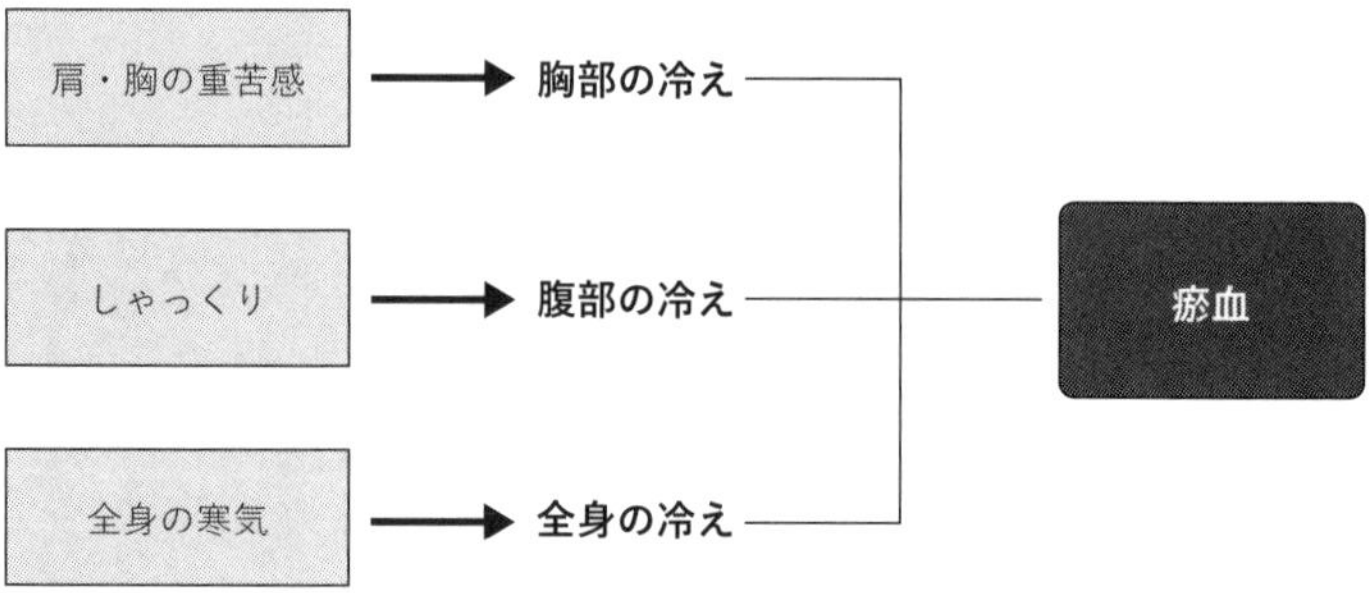

にかけての重苦感があるというもので、普段から全身に寒気を感じているとのことでした。これだけでも十分に冷えが疑われますが、西洋医学では冷えを病気とはみなさないため、他の医療機関ではなかなか改善の手ごたえが得られず、私のクリニックで漢方に力を入れていることを知り受診に来られたそうです。

漢方には、西洋医学にはない特有の診察方法があります。例えば脈をとり、はやさや強弱で体の状態を把握する脈診、舌の大きさや色、厚みなどを観察する舌診、お腹の張り具合や、硬い部分はないかを触って確かめる腹診などです。Hさんにもそうした漢方の考えに基づく診察を行ったところ、下腹部の左右に硬さを感じました。

これは瘀血の所見です。そこで血液検査を行ったところ、予想どおりトロンボテストで値の上昇が見られ、血液凝固能の亢進が示されたのです。また、イオン化カルシウムの低下も見られましたが、これは筋肉や神経の働きをつかさどるカルシウムが血中に不足している状態をあらわしています。

血中カルシウム濃度が低くなると、しびれや疼痛といった症状が出やすくなることが知られています。低下の原因はいくつかありますが、冷えも関係していると考えられます。

そこで、血液凝固能の正常化を目的としたワーファリン療法と、冷え改善を目的とした柴《さい》胡《こ》桂《けい》枝《し》乾《かん》姜《きょう》湯《とう》などの複数の漢方薬との組み合わせ療法を行ったところ、たった３週間で肩や胸の重苦感が改善されました。しゃっくりは残りましたが、漢方薬をしゃっくりに良い適応のある呉《ご》茱《しゅ》萸《ゆ》湯《とう》に変更したところ、こちらも３週間足らずで出なくなりました。

Ｈさんが訴えていた、肩や胸の重苦感は胸部の冷えのためと考えられ、しゃっくりは腹部の冷え、全身の寒気は全身の冷えととらえられ、いずれも瘀血が原因と思われました。２０１５年に奔豚（気）病を治療していた頃は、漢方薬を使えば瘀血は治ると信じていた私ですが、ワーファリンが奏効することを知った今では、瘀血の治療の柱はワーファリンで、不随する症状は漢方薬でといった役割分担を意識し治療計画を立てています。これも瘀血の治療にワーファリンと漢方を併用して軽快した一例として、日本東洋医学会で発表しました。

症例6　慢性頭痛　80歳女性

頭痛も私のクリニックでよく診る症状です。瘀血が顕著に症状に影響している一例を紹介します。

Iさんは80歳の女性で、ここ1カ月ほどだらだらとした頭痛が続くため受診に来られたとのことでした。もともと高血圧と糖尿病を患っており、他院で治療を受けているもののあまり数値の改善が見られず、うまくコントロールできていない状態といえます。

主治医にも頭痛のことは話したそうですが、そこで処方された薬もあまりよく効かず困っていたところ、その方の娘さんがたまたま看護師で、私が非常勤で診療している総合病院に以前勤務しており、私の診療に従事していたので、診てもらってはどうかと勧められて受診に来られたとのことでした。

もっともその総合病院には私を含め数人の内科医が勤務しているのですが、中でも私が漢方に詳しいことや、これまで難治性疾患を何例も改善へ導いた話を、娘さんが知っていたので、私に白羽の矢が立ったようです。

Iさん本人も、娘がそう言うのならと少なく見積もっても片道2時間かかる道をはるばる来てくださり、期待の高さがうかがえました。それにこたえなければと私も相当なプレッシャーを感じたものでした。

さて、診察してみたところ器質的な異常（臓器や器官の炎症や損傷、腫瘍といった目に見える異常）はありませんでしたが、頭痛も瘀血を背景に多発することを知っていた私は血液凝固能の亢進を疑いＰＴ－ＩＮＲ検査をしたところ、予想どおり１未満を示したため、正常化するためにワーファリン療法を開始しました。また、瘀血による頭痛は冷えが関与していることや、頭痛の出方がだらだら続くとのことから、そのタイプにいい適応のある川《せん》芎《きゅう》茶《ちゃ》調《ちょう》散《さん》という漢方薬も併用したところ、２週間程度で改善が見られたのです。Ｉさんはもちろんのこと娘さんも喜び、私もほっと胸をなでおろしました。

瘀血で血液凝固能が亢進していると、いわば固まりやすい血液が全身を巡っているわけですから、血栓は頭の先から爪先まで全身どこにつくられてもおかしくないといえます。一般的に深部静脈血栓症というと足や下半身に起こるイメージが強いのですが、上半身に症状があらわれるケースも多いのです。私に言わせれば、ＰＴ－ＩＮＲの低値、

漢方のおもな診察方法

○脈をとる（脈診）

脈は全身の末梢神経の状態を反映するとの考え方から、手首の脈うつ場所に指をあて、脈の数やはやさ、勢い、硬さなどを調べ、不調のある部位や状態を把握します。

○腹を触る（腹診）

腹部を触り、痛みや張り、冷たいか熱いかなどを調べます。脈診と同様、腹部だけでなく全身の状態を把握します。

○舌を見る（舌診）

舌の状態から体質や病状などを把握する診察法です。漢方では、舌は体質や体の状態によって色や大きさ、形などが変化すると考えられています。

○顔を見る（望診）

臓器などの体の内部に異常があると外見にあらわれるとの漢方の考え方に基づき、医師が患者の顔色、表情、目の輝きや皮膚のつや、しみや吹き出物の様子、姿勢や動作などを細部にわたり注意深く観察します。

○声を聞く（聞診）

患者の声や呼吸の状態などを耳で聞き取って情報を集める診察法です。呼吸音や咳、腸が動く音などを聴診することで状態を把握します。

すなわち凝固能亢進状態の血液が全身を巡るわけですから当然のことです。頭痛に限らず、原因不明の体の痛みやしびれは全般的に、私のクリニックで検査すると血液凝固能の亢進している人が大半で、ワーファリン療法によってほとんどのケースで改善が見られます。

漢方の考え方では、体に病気があることによって、その病気が起こしている体内の変化が、体表にあらわれるとしています。昔は今のような画像検査や血液検査はありませんでしたので、医師が自身の目や耳、手を頼りに、体からの訴えをよみとり、病気の原因をさぐっていたのです。普段の生活の中でも、熱が出ると顔が赤らんだり、下痢気味のときにお腹が冷たくなったりといった経験は誰にでもあるのではと思いますが、こうしたサインを医学的に体系化したのが漢方といえます。

◎特に瘀血になりやすい人

瘀血、つまり私が解釈するところの血液凝固能の亢進を引き起こすリスク要因としては、座りっぱなしなど同じ姿勢を長時間続けること、高齢者、女性、糖尿病、手術歴、がんの存在等が考えられます。私のクリニックでもワーファリン療法の対象となる人はこれらに該当する人が多く、高齢者で糖尿病があるなど複数の要因をもっているとさらに高リスク群といえます。

・同じ姿勢を長時間続けること（いわゆるロングトリップ症候群）

現代社会は交通手段が発達し、昔ほど歩かなくなったといわれています。ちょっと近所へ買い物に行くにも車を使ったり、建物内の昇り降りもエレベーターやエスカレーターに乗って階段を使わなかったりするなどです。

加えてパソコンの普及などにより、一日中デスクワークをしたり、じっとしたままスマホをながめたりする生活を続ける人も増えています。

このような生活が習慣化し、足を動かさないでいると血流はどんどん悪くなります。

血液は心臓の収縮がポンプ代わりとなり、全身へと押し出されていきますが、逆に静脈から心臓に戻るときには、おもにふくらはぎなどの足の筋肉がポンプの役割を担っているからです。筋肉がポンプとなって足元の血液を押し上げるため「第2の心臓」とも呼ばれるくらい重要なのです。じっとしていると筋肉も動きませんし、筋肉自体も弱りやせてしまうため、ポンプ機能が低下してしまいます。そうすると下半身の血流が滞り「瘀血」になってしまうというわけです。

これまで話してきたように、瘀血＝深部静脈に血栓ができやすくなる状態ですから、もし血栓ができるとそれが心臓のほうへ戻る血流に乗って肺などの重要な太い静脈を詰まらせてしまう恐れがあります。

これが、かつてはエコノミー症候群と呼ばれていた、命に関わる疾患です。飛行機で長時間座りっぱなしの状態が危険であるとのことからこの名称が広がったものの、今はそれに限らず長時間同じ姿勢でいることが悪いという認識が一般にも広まりつつあり、名称もロングトリップ症候群と変わりつつあるようです。

もちろん旅行に限った問題ではありません。災害時に避難先で思うように動けない生活が続き発症してしまう人もいますし、日常生活においてさえも、じっとしている時間が長ければリスクはあります。

・高齢者

瘀血は老若男女問わずなり得ます。しかしそのなりやすさには加齢が少なからず影響し、若年層よりも高齢者のほうがより注意が必要です。

そういう私もかつては、年齢が凝固能に関係することをはっきり認識していませんでした。しかしあるとき、高齢者介護施設で入居者の診察を行った際、採血した血液があっという間に凝固したことから、高齢になるほど凝固しやすいのだと思い知りました。何しろ、採血用注射器からスピッツと呼ばれる検査のための専用容器に移すや否や固まってしまい、検査機関に送れない状態になってしまったのです。これ以降私は診療を通して、血液の凝固能は年齢だけでなく、そもそも個人差が大きいことを知るところとなりました。

高齢者に血液の凝固能亢進が多く見られる理由の一つに、血液の「乱流」があるのではないかと私は考えています。血流は常に決まった方向であることは誰もが知るところだと思いますが、加齢により血管の自然な老化が進むと一定方向へ流す機能が衰え、逆流や停滞が生じることもあります。例えばふくらはぎを通る静脈にはもともと、逆流を防ぐ弁がついていますが、加齢や肥満などで過剰な圧力が足にかかり続けるとそれが壊れてしまい、血液が逆流してしまうことが分かっています。これにより血栓ができてしまう病気が、深部静脈血栓症です。

また、加齢により血管の硬化や損傷も増え、そのためにおおげさにいえばでこぼこと蛇行することもあります。これも血液の逆流や停滞をまねきやすく、血流が悪くなり血液が固まりやすくなる環境をつくってしまうといえます。

・女性

女性は毎月の月経や出産、閉経等、一生の中で血液の状態やその流れが変動しやすく、それによる不調や疾患にかかるリスクが男性よりも高いといえます。

漢方医学の世界でも、瘀血は圧倒的に女性に多いとされています。私のクリニックでも、ＰＴ－ＩＮＲ検査で凝固能亢進状態が認められた患者の男女比は、男性１に対し女性は７〜10で大きな開きがあります。

・糖尿病がある人

糖尿病は、その名前から「尿に糖が混じる病気？」と誤解されがちです。確かにそれも糖尿病で見られることのある症状の一つですが、むしろ糖尿病で問題となるのは全身を流れる血液です。

糖尿病では、血液中の糖（血糖）が多くなります。それが全身を巡ることで、さまざまな症状があらわれるのです。代表的なものには、目に起こる糖尿病網膜症、腎臓に起こる糖尿病性腎症、神経に起こる糖尿病性神経障害などがあります。そして脳卒中の発症が、そうでない人に比べて多いという発表が多いようです。

なお、糖尿病の発症原因にはいくつかあり、それによって1型、2型などのタイプ分けがなされていますが、ほとんどが2型と呼ばれる、過食や運動不足などの生活習慣病を背景にして発症するタイプです。

糖の多い血液は粘性が高くなります。これは、糖類の入った液体に触るとべたつくことからも想像できると思います。つまり、粘性が高ければ当然ドロッと固まりやすくなり、さらさらとスムーズに血管を流れにくくなる、すなわち血流が悪い状態を引き起こします。

私のクリニックで糖尿病の人とそうでない人のPT－INR数値を比べると、1未満の人は糖尿病の人のほうがそうでない人の約2～3倍もいます。

・手術歴

漢方医学の世界でも、手術歴がある人は瘀血になりやすいといわれています。科学的な理由は解明されていませんが、メスを入れればその箇所の血管をはじめ組織が損傷しますので、その箇所の血流が悪くなり、それが全身の血流にも悪影響を及ぼすと考えられます。

かなり昔に受けて、本人も忘れているような手術であっても、のちのち不調が起こったときに瘀血が認められる、というケースはよくあります。

また、手術には至らずとも骨折などの大きな怪我をしたり、打撲して大きなあざができたりしたあとなかなかひかないといった経験がある場合も瘀血になりやすいので注意が必要です。

・がん

がんの背景には瘀血があると山本 巌先生も指摘しているとおり、がんと瘀血は密接な関係のあることが漢方医学では昔からいわれています。がん患者に漢方医学的な診察を行うと、その多くに唇の黒ずみや、足のむくみ、皮膚の毛細血管が浮き出るなどの所見が認められますが、これらは瘀血の徴候を明確に示しています。

そもそもがん細胞は、健康な人でも遺伝子のコピーミスにより日に数千個も発生しているといわれています。それでもがんにならないのは、人にもともと備わっている免疫システムが作動し、こうした体にとって有害な異物を排出するよう働いているからです。

その免疫システムを担う免疫細胞は、血液の白血球中に多く存在します。血液の流れが悪いと白血球の働きも悪くなり、がん細胞がとどまり増殖しやすい環境をつくってしまうというわけです。

また、がん細胞自身も免疫からのがれ増殖し続けるためにさまざまな物質を出しており、その中に血液凝固を促進する物質もあるため、血流が悪くなることも分かってきています。

糖尿病は瘀血の元凶。放置しないで

これらの中でも特に糖尿病は全身の血流が悪くなる慢性疾患であり、ひとたびかかると完治が困難な疾患です。健康な人と比べ糖尿病の人の血液は糖が多く、成分のバランスが崩れています。これが過凝固を引き起こすもとになるのです。漢方の考え方では、糖尿病で血液がドロドロと固まりやすくなった状態は瘀血そのものであり、糖尿病でコントロールの悪い人は瘀血がない人などいないというのが私の考えです。

糖尿病のさらにやっかいな点は、糖尿病の治療を十分にせずして瘀血の治療をしても良好な経過が得られないことです。私もこれまでに多数の、糖尿病を基礎疾患にもつ瘀血の患者を診てきましたが、ワーファリン療法を行っても糖尿病がない人より予後は悪く、再発もしやすい傾向があります。

糖尿病はひとたび発症すると、生涯にわたり血糖コントロールが必要となり、まず完治は見込めません。その血糖コントロールがうまくいかなければ瘀血も生涯続き、瘀血を背景とする不調からも生涯のがれられなくなる恐れがあるということです。

糖尿病の具体的な治療については、本書のテーマ外であるため割愛しますが、糖尿病全体のほとんどを占め、生活習慣に起因するとされる2型糖尿病では、食事療法や運動療法をベースとし、血糖値を下げる薬物療法の組み合わせが検討されます。国内の糖尿病患者数は約１０００万人、受診に至っていない潜在患者を含めると約２０００万人ともいわれ、国も深刻な健康問題と受け止めています。

糖尿病そのものが瘀血であるとの考え方からすればまず、かからないことが第一です。糖尿病の診断は血液検査で得られる血糖値や過去1～2カ月間の血糖の状態を示すHbA1cからなされますが、診断基準を満たさなくてもそれに近い場合は糖尿病疑いとなり、投薬はせずとも食事や運動指導を受けながら経過観察をする対象となります。しかし私はこの糖尿病疑いの段階でも、すでに瘀血になっていると考えていますので、私のクリニックに来られた患者で、糖尿病疑いである場合はＰＴ－ＩＮＲで血液凝固能を調べます。そうするとほぼ全員が低値となり、凝固能亢進が認められるのです。

まして糖尿病と診断されている場合は一刻も早く、病気に対する適切な治療を受けることが、瘀血による悪影響をできるだけ少なくとどめるには重要です。

ワーファリン療法の長所

ワーファリンは抗凝固薬という性質上、使い方によっては出血が止まらなくなるなどのトラブルが懸念されるとの副作用の部分が必要以上に大きく取り沙汰されるきらいがあるように思います。しかし、実際のところわずかな用量で奏効することがほとんどであり、しかも依存性も出ませんからだんだん量を増やさないと効かなくなる、ということもなく、私にとっては非常に使い勝手の良い薬です。ここ十数年、一度も副作用で困ったことになった症例は発生していないことからも、患者にとっても続けやすい薬であることが分かります。ここで改めて同療法の長所を挙げてみたいと思います。

・安価である

ワーファリンは歴史の長い薬ということもあり、薬価は１mg錠９・８円／錠（２０２４年１月現在）と他の抗凝固系薬剤と比べたいへん低く抑えられています。慢性疾患の場合、通院が長期にわたる可能性もあるため患者にとって経済的負担の少ない治療は非常にメリットが大きいといえるでしょう。

・副作用の心配がない

日本では１９６２年から発売され、長年にわたって使用されており安全性が確立されている薬です。適切な容量であれば副作用の心配はまずありません。また、アレルギーや妊娠中、重度の肝障害など一部の禁忌を除き、老若男女幅広く使える薬です。

・1日1回の内服でよい

せっかく良い薬が処方されても決められたとおりの内服ができなければ何もなりません。特に仕事をもっている多忙な人は、日中の服薬を忘れてしまいがちになるものです。その点私のワーファリン療法では基本的に1日1回の内服でよいので、服薬忘れしにくいのが特徴です。

・過剰投与にならない

私のワーファリン療法では凝固能の正常化が目的であり、PT－INRで管理し投与量を決めていきますので、のみすぎて出血が止まらないなどという心配は不要です。

・幅広い不調、病気の改善が期待できる

さまざまな不調や病気の根底にある瘀血に対するアプローチですので、不調や病気の種類は問いません。一人で複数の不調があり、診療科別にいくつもの医療機関へ通院しても良くならなかったのが、凝固能を正常化することでまとめて改善へ向かったケース

もいくつも経験しています。

瘀血は、これまで話しているとおり、漢方の考え方では気、水と並び体の基礎を整える重要な要素である血の病態で、すべての不調や病気の元になっていると私は考えます。せっかく、気や水と比べ血液検査という西洋医学的な手法で数値化できるのですから、もっと全国的全世界的に瘀血が西洋医学界にも知られ、私が提唱しているような血液検査における瘀血診断の指標が各医学会のコンセンサスのもと確立されれば、難病とされる病気の治療だけでなく、発症予防にとっても大きな前進となるのではないかと考えます。

さまざまな不定愁訴が過凝固から来ている場合、その他のどんな検査、どんな治療をしてもよくなりません。なぜなら、ＰＴ－ＩＮＲを改善するのはワーファリンかＤＯＡＣ（直接経口抗凝固薬）しかないからです。

ただし、生活習慣を改善して、ＰＴ－ＩＮＲが正常化した例は少なからず経験します。生活習慣の改善が、瘀血の予防につながるのです。

第4章

食事・運動・睡眠・入浴……
生活習慣を改善して
瘀血を完全予防

治療とセルフケアの両輪で巡りの良い体に

私が行っている瘀血に対するワーファリン療法や漢方薬との組み合わせ療法は、血流が悪い状態と、それを背景として起こっているさまざまな症状を迅速に改善へ導く治療です。

しかしながら、これらの治療効果を長続きさせるには、単なる医療機関での治療だけでなく、患者自身が自宅でも適切な生活習慣に気を配ることが大切と考えます。瘀血は、長時間同じ姿勢で過ごすことや糖尿病などの生活習慣に起因することが多く、それをできる限りなくしていく努力も必要なのです。つまり医療機関での治療と同様に、日常生活でも瘀血改善に良いことを習慣化していくことが、良い状態を保つカギとなります。

瘀血は実際には生活習慣病の一環であり、その治療においても生活習慣の見直しは欠かせません。医療機関での治療だけではなく、日常の食生活や運動習慣、姿勢なども考慮することで、治療の効果をより一層高めることができるでしょう。

ワーファリン療法が素晴らしい効果を示しても、例えば冷たいものを過剰に摂取したり、寒冷な場所で静止していたりすると、血液の流れに良い影響を与えることはありません。血流を促進し、その状態を持続させるためには、効果的なセルフケアの知識が重要です。血行促進の食事やストレッチ、適切な姿勢の維持など、日常的に実践できるセルフケアが積み重ねられれば、治療の成果をより長期間にわたって享受できるでしょう。

総合的な治療効果を追求するためには、患者は自らの生活習慣に対して主体的なアプローチを取るべきです。ワーファリン療法や漢方薬による治療は確かに瘀血や瘀血にともなう症状には有効ですが、それを長続きさせるには患者自身の積極的な参加が重要です。

漢方におけるセルフケア＝「養生」

漢方には養生という考え方があります。字が示すとおり「生命を養う」ことであり、食事や運動など生活上の注意を守って、体のバランスを整えることを指します。健康は、人が何かしてくれるのを待つのではなく、自分から積極的に自分の心身に対して働きかけ、ケアをしていくことが大切であると、漢方の世界でも昔から説かれていました。そして、先人の知恵と経験に基づく健康法や生活の心得などが養生として伝えられてきたのです。

養生の考え方が日本で広まったのは、江戸時代の儒学者であり現代の医薬学にあたる本草学の権威であった貝原益軒があらわした『養生訓』がきっかけとされています。健康で長生きする秘訣を、自らの体験と知識からまとめた本で、貝原自身、人生50年だった江戸時代に85歳まで元気で活躍したこともあり、後世まで読み継がれる名著となりました。

その内容をかいつまんでいえば、適度な運動とバランスのとれた食事、良質な睡眠を心がけ、ストレスは避けることなどで、これらは瘀血に限らず、体内環境のバランスを整えるのに必要かつ十分な事柄だと思います。また、現代にも十分に通用する健康法といえるでしょう。

これから、漢方医学で古くから伝えられていることを主としつつ、西洋医学の知見があるものはそれも交えて、瘀血改善に良いとされる生活習慣を紹介しています。

「後天の気を養う」のが養生

漢方医学でいうところの「体質」とはそもそも、「先天の気」と「後天の気」とでつくられているというふうに考えられます。先天の気とは西洋医学でいう先天性にあたり、両親から受け継いだいわゆる生まれつきの体質、といえます。一方、後天の気とは生まれたあとの食事やそのほかの生活習慣などによってつくられていく体質、といえます。

たとえ生まれつき病弱であっても、何かしらのスポーツを始めたら丈夫になった、という話はいくらでも聞きます。逆に、丈夫な体で生まれても乱れた生活習慣を送っていれば、それがたたって病気を繰り返すような体質になってしまってもおかしくありません。

つまり、体質とひと口にいっても、先天の気による体質は変えられませんが、後天の気による体質は自分の心がけ、行動次第で変えられるということなのです。漢方医学で、後天の気をより良くしていくことを養気ということがありますが、これは養生と同義であると考えます。違いがあるとすれば、養生は食事や運動、睡眠など日常生活上の行為の中で健康な心身づくりをしていくのに対し、養気にはこれらに加え漢方薬などによる治療を受けることも含まれることと考えられます。いずれにしても目的は中庸＝バランスをとることであり、それによって病気を遠ざける体質になることを目指します。

血流を悪くする生活習慣

現代社会には、血流を悪くしてしまうさまざまな要因があるといえます。一般的に、次に挙げるようなことが血流を滞らせてしまう原因とされています。該当するものが多いほど血流にとって良くない生活習慣が身についてしまっており、要注意です。

□運動不足
□長時間のデスクワーク

□不規則な生活
□睡眠不足
□偏った食生活
□喫煙
□栄養不足
□ストレス過多

運動、特に足を動かすことが大事

寒いとき、冷えを感じるとき、体を動かすことは最も手軽な対策の一つといえるでしょう。裏を返すとじっとしていることが多い生活習慣は確実に血流の悪さを招きます。

ロングトリップ症候群にならずとも、人は長時間座っていると血流の低下などで健康に害を及ぼすことが分かってきています。１日８時間以上座っている人は、３時間未満の人と比べて、死亡リスクが１・２倍になるという研究結果もあります。

漢方医学の世界でも、運動不足は瘀血の悪化を招くと考えられています。瘀血の状態では、腹部や足などの下半身に血が停滞しやすくなります。それに加え現代人は昔に比べ歩かなくなり、下半身の運動量が減っているので余計に瘀血を加速させやすいといえます。

瘀血対策としてまず、みなさんに心がけていただきたいのは、なんといっても足を動かすことです。

厚労省は「健康づくりのための身体活動指針（アクティブガイド）」の中で、18歳から64歳の男女に対して、１日８０００歩に相当する身体活動を推奨しています。しかし同じく厚労省「令和元年国民健康・栄養調査」によると１日当たりの平均歩数は成人男性で６７９３歩、女性で５８３２歩となっており、十分とはいえません。なお日常生活で運動の習慣がある人の割合も男性で33・４％、女性で25・１％にとどまり、６～７割の人は運動習慣がないことが浮き彫りになっています。

血流を促すことも含め、歩くことは健康づくりの重要なポイントなのです。

とはいえ、高齢などで足腰に痛みを抱えている人は、歩けといってもそう簡単にはい

かかと上げ下げ運動

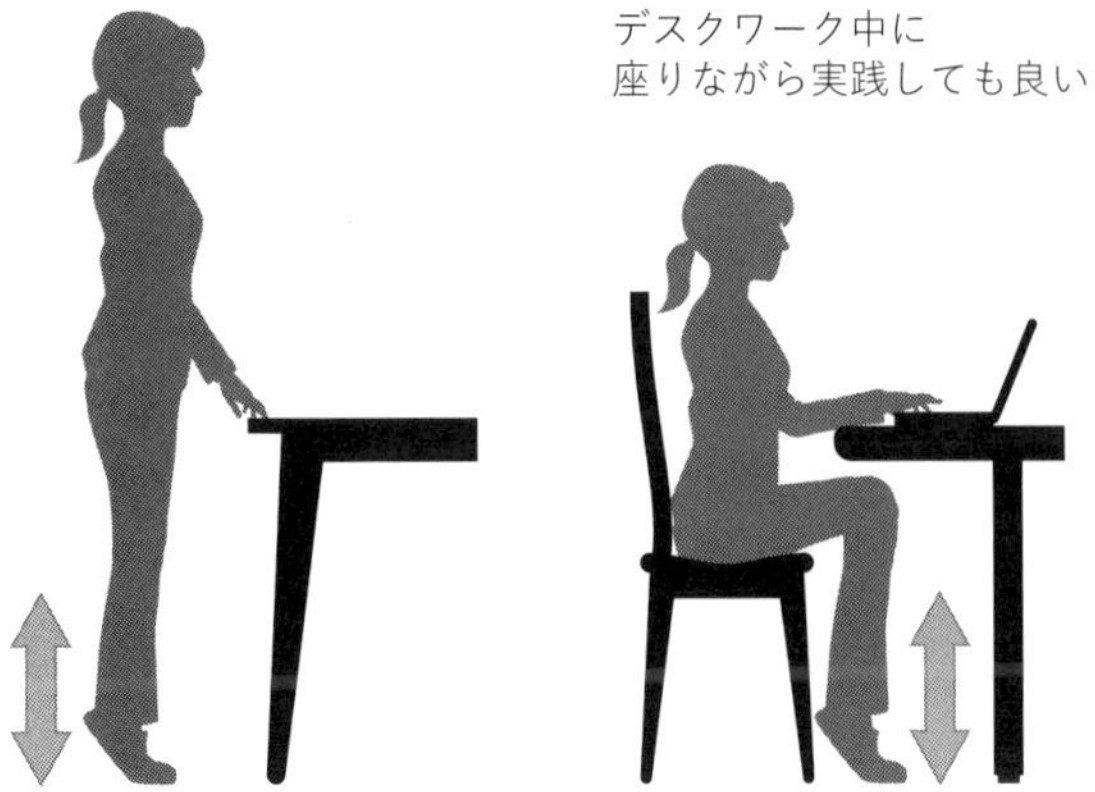

リガクラボ 【第3回】在宅ワークで緩んだ身体を鍛えよう！～脚力をつける下肢編～より改変

かないと思います。無理して歩くと痛みが強まり、逆効果になってしまう恐れもあります。また、ひざに痛みのない若い世代でも、デスクワークで一日座りっぱなしであり、歩くのに割く時間がそんなにない、という人もいると思います。

一方、販売業などで立ちっぱなしの人も要注意です。立っているのも足の運動のうちではないかと思われるかもしれませんが、じっとしていては血流は促されません。実際、立ちっぱなしの仕事の人の中には足のむくみがよく見られます。これも血流や水分などの本来体を巡るべきものが、足のポンプ機能がうまく働かないため下のほうにたまってしまうせいです。

そのような場合は、座ったままでふくらはぎを動かすのが効果的です。ふくらはぎは足首の動きと連動していますので、足首を上下させるとふくらはぎを動かすことができます。

手軽にできる運動として、かかとの上げ下げをおすすめします。座ったまま、あるいは立ったまま、かかとを床から上げて、戻してを繰り返すだけの簡単な運動です。その場でできますし、家事や身だしなみを整えるとき、テレビを観ているときなどに「ながら」運動でできます。

ゆっくり入浴習慣が理想的

血流を良くする方法といえば、運動と並んで真っ先に思いつくのが入浴、という人も

入浴の効果

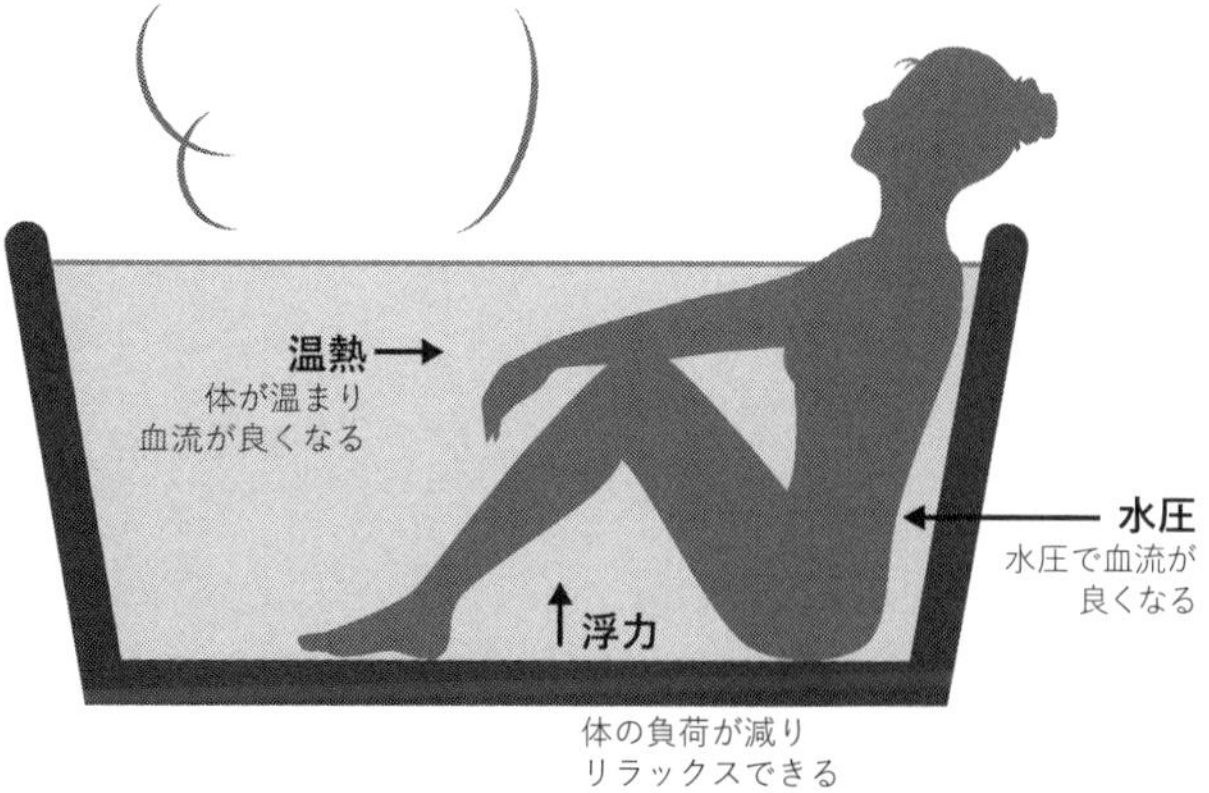

からだケアナビ「半身浴より全身浴!? 効果的な入浴法とは〜温熱効果で心も体も温まろう〜」より改変

多いでしょう。湯船に浸かるとそれだけでじわーっと体が温まり、皮膚も赤みを帯びてきて、血行が促進されているのを文字どおり肌で実感できます。

入浴の効果はしかし、温まることだけではありません。例えば水圧です。プールや海に入ると深くなるほど水圧が高くなりますが、湯船にも同じことがいえます。下半身に水圧がかかるとそれがマッサージ効果となり、足のポンプ機能を良くすることが期待できます。

また、湯に浸かると生じる浮力は、筋肉をほぐしリラックス効果をもたらします。筋肉は多くの血管が張り巡らされている部位ですが、その緊張がゆるむことで血管が拡張しやすくなるため、血流も盛んになります。

　これらの相乗効果で血流が良くなり、瘀血を改善に導けるというわけです。

　したがって、瘀血対策の面からいえば全身浴がおすすめといえそうですが、心臓に持病があるなどで負担がかかる人は半身浴がよいと思います。


　しかし、入浴が瘀血の予防や改善にいいとはいえ、「カラスの行水」では意味がありません。高い湯温で入り、すぐ出てしまうようでは温熱の恩恵が受けられないのです。

　というのも、血液は入浴中に徐々に温められ、体を巡りながらその熱を体に行き渡らせますので、湯船に入っている時間が長いほど巡る回数も多く、体も温まりやすいからです。ただ長ければいいといってものぼせてしまっては逆に体に良くありませんので、目安としては15分前後、湯温はその時間浸かっていられる程度に調節するといいのではないかと思います。

　また、入浴中に足首を回したりふくらはぎのマッサージをしたりするのも、血流を促し瘀血の改善に効果的です。

香味野菜や青魚で血液の質を良くし、流れをサポート

「医食同源」という言葉があるように、食事を変えると健康状態が変わるのはみな経験的に分かっていることだと思います。人間は食べたもので体がつくられていきますから、当然のことです。漢方医学でも、漢方薬はそもそも食事療法とルーツを同じくしていることからも分かるように、古くから食養生が重視されてきました。

食養生において、「薬」となるのはいうまでもなく食材です。食材のもつさまざまな栄養やあるいは体を温める、冷やすといった経験的に分かっている機能が体の調子を整えるという考え方です。日本でも昔から風邪を引いたら卵酒とか、夏ばてには梅干しがよいなど、食と健康についてはいくつもの言い伝えがあります。漢方のことは知らなくても、私たちの先祖は日頃の暮らしの中で、体調不良には食事で対応してきた経緯があ

り、そこから得た知恵を後世に伝えてきたといえます。私はあまり詳しくありませんが、西洋でも古くから、ハーブティーが心身の調整に使われているようですから、食養生の大切さは万国共通の認識なのかと思われます。

さて、それでは瘀血の改善に良い食養生はといえば、瘀血は血液の流れが悪い状態ですから、その流れを促す食材を取り入れることです。血流は体が温まると良くなりますから、体を温める温熱性の食材を摂るとよいです。

具体的には、玉ねぎやニラ、ニンニク、山椒、シナモンなどがあります。いわゆる香味野菜と呼ばれる、においのある野菜に温熱性のものが多いです。好き嫌いが分かれる食材も多いかもしれませんが、いずれも食べたあとに体がポカポカしてくる経験のある人が多いのではないかと思います。

温熱性のある食材には辛味の強いものも多くあります。この辛味も体温を上げ、血管を拡張し、血流を促すよう作用します。発汗作用もあり新陳代謝を高めます。

「後天の気」という意味では、食事がいちばん大事です。過凝固の原因として今まで述べましたように糖尿病や加齢が挙げられます。

糖尿病は血糖が増え、粘性が増加し周囲との摩擦が増えるため、凝固因子が活性化されると想像されます。

加齢の基本は動脈硬化ですから、動脈硬化の予防が基本戦略となります。動脈硬化は高血圧による血管硬化および高脂血症により、血管壁が厚く硬くなり血管の蛇行も加わり乱流が発生するため、凝固因子が活性化されるものと思われます。

したがって血糖の正常化、血圧の正常化、高脂血症の正常化の3つが過凝固（瘀血）の目指すべき道となります。

血糖の正常化は、糖尿病にならないことは言うまでもなく、正常域と糖尿病の中間に位置する境界型糖尿病にもならない必要があります。

もう1つは血糖の時間的要素ですが、急激な血糖上昇を抑える必要があります。例えば、同じ10gの砂糖をお菓子として食べるのと、ジュースとして飲むのでは血糖の上昇に差があり、ジュースとして飲むほうが血糖値は高くなり、粘性の増加がより起こっている可能性があります。飲料で糖類を摂ると、すぐ糖尿病や境界型糖尿病になるわけではありませんが、一流のアスリートでも陥る『ペットボトル症候群』になる可能性があります。アスリートだから、運動消費カロリーが多いから、糖尿病にならないと思いがちですが、そうではありません。

そのため当院では、①食事はゆっくりよくかんで食べる②甘い飲料は飲まない——を糖尿病の2大治療方針として、患者に指導しています。

例えば、同じハンバーグを1個食べるのに、糖尿病の人は1〜2分で食べ終えますが、私だと10〜15分かかってしまいます。どちらも摂取カロリーは同じですが、糖尿病の人のほうが血糖の急激な上昇が起こり、粘性が高まり、凝固因子が活性化するものと考えられます。

高血圧、高脂血症もより厳格に制限することによって、他人より動脈硬化の少ない正常な凝固能を持った血流が得られ、他人より若く見られるようになります。同じ年齢でも若く見える人と老けて見える人を経験するのはよくあることです。

・化学調味料を含む食品添加物をできるだけ摂らない

凝固とは直接関係ありませんが、私自身の食生活についてお話しします。

若い頃は食事に全く無頓着で、化学調味料を含む食品添加物入りの食品を普通に食べていました。しかし、ある頃に無性にのどが渇いたり、何を食べても同じ味がして食欲がわかないといった症状に悩まされていました。

そのころ出会ったのが、お店のマスターが自分で採ってきた海の幸、山の幸しか出さない居酒屋でした。そこの店のモットーは『自然のものを、できるだけ手を加えずに提供する　シンプル　イズ　ザ　ベスト』でした。その店で使う塩も海水から自分で作った天然塩。料理に使う水も、山から汲んできた天然水というこだわりでした。

料理の例として、生ワカメのしゃぶしゃぶ、ムール貝の蒸し焼き（味付けなし）、岩ガキの生食、きのこの蒸し焼き等、ほとんど手を加えないものでした。

ある日のメニューは豆腐屋さんから仕入れた巨大豆腐の冷やっこと農家から直接仕入れた生卵でした。これで結構おいしくいただけたのですが、どこにマスターの腕が加わっているのか不思議に思えたものです。

その店に通いだしてから、私の食生活も変化し今ではほぼ毎日豆腐を食べますが、薬味やしょう油をかけずにそのまま食べています。漬物もほとんど自家製、タラコも生タラコを買ってきて自分で加工します。
食生活が変わったおかげで、今ではなんでもおいしく食べています。

・発酵食品をよく摂る

これも凝固と直接関係ありませんが、発酵食品はいろいろな疫学調査で長寿が証明されています。

味噌、しょう油、納豆、チーズ、ヨーグルトなどはよく摂りましょう。

肉の脂やバターはほどほどに

一方、控えるほうがよい食材はといえば、肉の脂身やバターに代表される動物性脂肪には注意が必要です。これらは摂りすぎると血液中に悪玉コレステロール（ＬＤＬ）という、血管にたまって動脈硬化をすすめる物質を増やしてしまい、血管壁を厚く硬くしてしまう動脈硬化の原因をつくるとされているからです。

　そうなると血液そのものの状態が良くても、通り道である血管がしなやかさを失い、でこぼこした状態になってしまうため、血液のスムーズな流れが阻害されてしまいます。肉の脂身は、ステーキや焼き肉用の肉なら見て分かりますが、ひき肉になると紛れ込んでしまいどれだけ含まれているのか分からないものです。ハンバーグや担々麺などのひき肉料理には概して脂身が多いといえます。そのほかにも、加工などで「見えなくなっている油」はあり、知らず知らずのうちに摂りすぎてしまうので注意が必要です。例えばマドレーヌやデニッシュなどのお菓子にはバターがふんだんに入っていますし、カフェオレなど飲料に入っているクリーム類も摂りすぎは良くありません。

　ただし、同じ動物性脂肪でも、青魚の脂は動脈硬化予防によいとされています。また、漢方の考え方では、青魚には「活血作用」があり、血流改善の効果が期待できます。代表的なものにイワシ、サンマ、アジ、サバなどがあります。肉をよく食べている人は、そのうちの何回かは青魚への置き換えを意識するといいのではないかと思います。

胃腸も大事に

私たちの体に必要な栄養素をとるには、食べたものが消化され、体内で利用される物質へ変換（代謝）されなければなりません。その過程で重要な役割を果たしているのが胃腸です。漢方の世界では、血や気は胃腸でつくられるとの考え方から、胃腸を「気血生化の源」と呼ぶこともあります。瘀血に限ったことではありませんが、気血水のバランスが崩れ不調を感じるときには、まず胃腸を整えることが重要なのです。

実際、胃もたれや、お腹の張り、便秘といった胃腸の症状も瘀血になるとあらわれやすくなります。逆もまた真なりで、胃腸をいたわると血液の巡りもスムーズになってくることが多いのです。

昔から「腹八分目」といわれるように、空腹でもなく、かといってお腹が苦しくなるほど食べるのでもなく、満腹の少し手前を食事量の目安にすると胃腸への過剰な負担を避けられます。また、冷たいものを食べすぎると胃腸が冷やされ、消化不良を起こしやすくなりますし、胃腸をはじめとする腹部の血管が収縮し血流が悪くなるもとになってしまいます。

食欲がないときでも冷たい飲み物や果物は食べられるからといって、そればかりに頼っていると、水分ばかり摂ってそれでお腹がいっぱいになり、タンパク質やビタミンなどの体に必要な栄養素が不足してしまう恐れもあります。そうなると、血液の流れ以前に、血液そのものが体内で十分につくられなくなり、その結果活力が落ちてしまうという、漢方でいうところの「血虚」にもなりかねません。

もちろん全身どの臓器も大事で、胃腸さえ問題なければいいということではありませんが、食べ物をおいしく食べられるかどうかは健康の重要なバロメーターにもなりますので、意識していたわってほしいと思います。

質の良い睡眠も血流を整える

血液は血管を通して、全身に栄養や酸素とともに「熱」を分配する役割を担っています。体温の維持や調節は、脂肪が燃焼したり臓器の活動で熱が産生されたり、汗をかいたりする仕組みなどが働きますが、血液が血管を通して体のすみずみにまで送り届けられることによっても維持されるのです。

しかし睡眠時は体が動かないため、血流を促す足のポンプ機能も低下します。そのため健康な人でも全身に温かい血液が巡りにくくなり、冷えて寝付けなくなったり、眠りが浅くなってしまったりということが起こり得ます。

まして昼間も血流が滞りやすい瘀血の人は、寝ているときは一層、血流が悪くなっている可能性があります。言い換えれば、良い眠りは血流の一つのバロメーターであり、いかに良い眠りを得るかが血流を良くするカギになるといえるでしょう。

なお、「良い眠り」とは何か、といえば、私は「寝つきが良いこと」と「深く眠れること」の両方を満たした眠りだと考えます。一言で簡単にあらわせば「ぐっすり感」です。

漢方の考え方では、寝不足や浅い眠りは「気血水」のうち「気」の巡りも悪くするといわれます。日頃、冷えを強く感じている人は、血流だけでなく気の巡りも滞っている可能性があるということです。気とは東洋医学独特の概念であり、目に見えるわけでも体のここにあると特定できるものでもないのですが、私たちが普段使い慣れている言葉に置き換えるとすれば「活力」のようなもので、生命体としてのエネルギーを指します。気の巡りが滞ると、疲れがとれなかったり、やる気が起こらなかったり、うつうつとマイナスな考えばかり浮かんできたりするなどの、心身両面への悪影響が考えられます。

ぐっすり眠って疲れがとれれば、活力もみなぎってくるものです。睡眠を良くすることは血流と気ともに改善効果が期待でき、一挙両得といえるでしょう。

血流が気になる人は節煙、禁煙を

たばこの煙には、約４０００種類以上の化学物質が含まれ、そのうち有害と分かっているものだけで２００種類以上もあります。

その中の一つ、たばこに含まれるニコチンは、末梢血管を収縮させる作用があり血液の流れを悪くすることが知られています。その結果、血圧が上昇したり、脈拍が速くなったりして、心臓に負担をかけてしまうことにもなりかねません。

たばこの煙に1～3%ほど含まれているとされる一酸化炭素も問題です。血液中の赤血球に含まれているヘモグロビンは、酸素と結びついて全身に酸素を運ぶ役割を果たしていますが、一酸化炭素は酸素に比べ200倍以上もヘモグロビンと結びつきやすい性質をもっています。このためヘモグロビンは、一酸化炭素があると酸素と結びつくことができず、これにより血液の酸素運搬能力が低下してしまうのです。つまり、酸素不足に陥ってしまうというわけです。こうなると酸素の運搬能力を高めるために、体は運び屋である赤血球を増やします。そして赤血球が過剰になることで血液の濃度が高くなり、いわゆるドロドロ状態になってしまうというわけです。

これらから、喫煙は瘀血の改善にとっては好ましくない存在といわざるを得ず、節煙、禁煙が勧められます。

ストレスをためない

血流の調整には、生命を維持する働きを担う自律神経が深く関わっているとの説もあります。

自律神経は血流や血圧、体温の維持、消化や排せつなどの、生命活動のすべてに関わる機能をコントロールしている神経で、脳の中枢神経からの命令で働きます。興奮を起こして活動を促す「交感神経」と、休むときに働いて身体の回復や修復に作用する「副交感神経」の2つから成り立っており、交感神経はおもに活動しているときに働き、副交感神経はおもに休息しているときに働きます。

交感神経は車にたとえるならアクセルのようなもので、活発になると心拍数が増えたり、血圧が上がったりするなど体内の諸機能が活動モードになります。対する副交感神経はブレーキにあたり、体をリラックスさせるので心拍数や血圧は低下します。

交感神経と副交感神経は、どちらか一方だけ強くても体にとって良くありません。アクセルを踏み続ければ暴走し事故のもとになりますし、ブレーキをかけてばかりいたら停滞しいっこうに前へ進まないようなものです。どちらもバランス良く作動させることで、心身をつかさどる各機能が安定した状態になるよう、コントロールされています。

この安定した状態が、「中庸」であり、漢方医学では重んじられています。血液の流れも交感神経と副交感神経がバランス良く働くことでスムーズになり、すみずみまで滞りなく巡ると考えられており、中庸であることが大事とされます。

しかし、この自律神経は脳の中枢神経に支配されていることから、脳の快・不快により左右されやすいとされています。そして、その脳の快・不快に大きな影響力をもつのが、ストレスといえます。

ストレスは健康な人であっても、多忙だったり複雑な人間関係に疲れたりなどでためやすいものです。まして病気や病気といえないまでもなんらかの不調がある人は、そのために気分が落ち込んだり、日によって体調に変動があればそれに振り回され、いらだったり不安になったりしやすく、大きなストレスにさらされ続けているといえます。

それは脳への不快な情報や刺激となりますので、自律神経にも影響が及ぶというわけです。緊張したときに手にじわっと汗をかいたり、急にトイレへ行きたくなったりするのも、脳からの自律神経への信号が乱れ、交感神経が急に優位に立つためと考えられます。

血液の流れも例外ではありません。ストレスがかかると血管が収縮するので血液の流れが悪くなり、冷えも感じやすくなります。ストレスがかかってもすぐ発散できたり解消したりすれば一時的なものですみますが、抱え込む一方では血流の悪さが常態化しやすくなり、問題です。こうなってはたとえ血液の凝固能は正常範囲だとしても、血流が悪いことで起こるさまざまな不調が起こりやすく、また長引きやすくなることが考えられます。

したがってストレスはできるだけためこまず、軽いうちにこまめに発散、解消することが望まれます。心身が疲れて気力が落ちているときは、まず休養が第一です。一方、イライラ、むしゃくしゃするときには体を動かすと、気晴らしになりいやな気分をふりはらえる効果があると考えられています。適度な運動は筋肉のポンプ機能を向上させるだけでなく、ストレスを解消するという点でも効果があり、一石二鳥といえるでしょう。自分なりの気分転換やリラックス法を見つけ、実践することも役立ちます。何か好きなことに集中して取り組んでいると、ネガティブな感情を忘れられるものだからです。これといった気分転換やリラックス法がないとか、それをやること自体が疲れてしまうというときには、次に述べるような深呼吸をするだけでも、ストレスをやわらげるのに役立ちます。

深呼吸で血と気を巡らす

漢方医学では、血と気は密接に関係しており、気のエネルギーが血をスムーズに巡らせる動力となる、との考え方があります。

したがって、血と同様に気の巡りも良くすることが、瘀血予防や改善に効果的であるといえます。

日常生活で簡単にできる、気の巡りを良くする方法の一つが「深呼吸」です。ゆっくりと大きく呼吸すると自律神経が整い、リラックスをつかさどる副交感神経が優位に立つので、血管も拡張しやすくなり血流が促されるというわけです。

しかしストレス社会とも呼ばれる現代社会では、緊張状態にある人が多く、呼吸も浅くなりがちです。深呼吸は、やろうと意識すれば誰でもできる一方で、意識しないとなかなかできないものだと思います。朝起きたときや夜寝る前、仕事に一区切りついたときなど、自分でこのときに深呼吸する、と決めておき、習慣にするとよいです。

深呼吸を上手に行うコツは、日本医師会のサイトで紹介している腹式呼吸のポイントが参考になります。それによれば、まず姿勢を良くすることが大切です。猫背になっていては息を吸い込んでもお腹に十分ためられないので、背筋を伸ばすことを心がけてください。そして、鼻からゆっくり息を吸い込みます。このとき、丹田（おへその下）に空気をためていくイメージでお腹をふくらませると良いです。

そして、口からゆっくり息を吐き出します。お腹をへこましながら、体の中の悪いものをすべて出しきるようなつもりで吐くのがポイントです。吸うときも吐くときも「ゆっくり」がとても大事で、特に吐くときは吸うときの倍くらいの時間をかけるつもりで行うのがよいでしょう。

回数は1日5回くらいから始め、慣れたら10～20回が基本ですが、その日の体調に合わせて無理なく行います。これも習慣化することで血流を良くするのに有用と考えますので、つらくないようにするのが大切と考えます。

なお、先に息を吐き出してから吸うようにすると、よりたくさんの空気を吸い込むことができます。また、お腹に手を当てながら行い、お腹がへこんだりふくらんだりするのを意識しながら行うと、深い呼吸がしやすくなります。

深呼吸4つのポイント

1　吸うときは鼻からゆっくり、おへその下に空気をためていくイメージで
2　吐くときは口からゆっくり、体の中の悪いものをすべて出し切るイメージで
3　吸うときの倍くらいの時間をかけるつもりで吐く
4　1日10〜20回を目安に、無理なく続ける

（参考：日本医師会ホームページ「腹式呼吸のやり方」）

お腹と足元を冷やさない

冷えはお腹と足元からやってきます。いわゆる頭寒足熱です。

お腹は体の中心であり、多くの臓器や血液が集まっているため、お腹で温まった血液が全身を巡れば効率よく温熱効果が得られます。

足は心臓から遠く、血液が心臓へ戻りにくい部位であるのに加え、冬場や夏でもじっとしている時間が長いと筋肉が硬くなり血液を心臓へ送るポンプ機能が低下するので、血液の流れが悪くなりがちです。カイロで足を温めると筋肉の柔軟性が増し、血液の循環改善につながります。また、むくみ解消にも役立ちます。

使い捨ての貼るカイロを使う際には、低温やけどをしないよう衣類の上から貼り、ひざ掛けやストール、上着などで覆って熱を逃がさないようにしましょう。こうした羽織ものの内側に貼ってもいいでしょう。

酷暑ほど「夏冷え」に注意

日本は温暖化が進み、ここ数年ほどは夏になると35度以上のいわゆる猛暑日が増え続けている印象があります。

暑いと血液の巡りは良くなるのではと思われがちですが、実はそうともいえません。エアコンの多用による体の冷えにより、かえって血流が悪くなりやすいからです。私のクリニックにも、夏にもかかわらず冷えを訴え受診に来られる方や、頭痛や肩こり、だるさなどの不調で来られた方を診ると根底に冷えがあったというケースはたくさんあります。

近年、夏季の高温多湿な気候において、エアコンは快適な生活を送るうえでもはや欠かせない存在となっています。しかし、長時間のエアコン使用が普通のことになり、それによって体が必要以上に冷えやすくなってしまっているのが問題です。

エアコンによる体の冷えは、体温調節機能の乱れを引き起こす可能性があります。人間の体は外部の温度変化に適応して体温を一定に保つための機能をもっていますが、エアコンの強力な冷気に長時間さらされると、これが鈍くなってしまい、体温が低い状態が続くことで血流が悪くなってしまう恐れがあります。

さらに、長時間エアコンの利いた部屋では空気が乾燥しているので、体内の水分が奪われ、血液中の水分も少なくなり粘度が高くなることも考えられます。これももちろん、血流を悪くする要因となります。

さらにいえば、血流が悪くなることで血中の免疫細胞の動きも鈍くなりますから、ウイルスや細菌などの外敵に対する抵抗力、すなわち免疫力が落ちてしまいます。私のクリニックでも、年々夏風邪が増えているような印象ですが、これも感染症への抵抗力が弱まっているあらわれではないかと思っています。

エアコンの利いた部屋では夏であっても、ちょっとでも冷えを感じたら長袖や薄手の上着、ストールなどを着用し冷えすぎを防いでください。また、足元や首元などは特に冷えやすいので、重点的にカバーすることも効果的です。

オフィスなど大勢の人がいる場所では難しいかもしれませんが、できる範囲でエアコンの温度調節をすることも冷え予防になります。一般的な目安としては25度前後、またエアコンの利いた部屋は夏でも乾燥しがちなので、湿度を適切に保ったり、水分補給を意識して行ったりするといったことも有用です。デスクワークなどでじっとしている時間が長い場合は、できるだけ適度な休憩をはさみ体を動かすようにしましょう。

ロングトリップ症候群の予防策も瘀血対策に

なお、厚労省ではおもに災害時の対策として、ロングトリップ症候群を予防するために心がけたいことをインターネットのサイトなどで広報しています。

ロングトリップ症候群は瘀血になりやすい原因であるとともに、瘀血になってしまった結果、起こしやすい病態ともいえますので、これを予防することは瘀血の予防と改善の両方に役立つと考えます。

おもな項目は次のとおりです。厚労省では特に、災害時の避難生活中の心がけとして呼び掛けていますが、日頃の生活でも取り組めるものばかりですので、瘀血が気になる人は習慣にするとよいです。

①ときどき、軽い体操やストレッチ運動を行う
②十分にこまめに水分を取る
③アルコールを控える。できれば禁煙する
④ゆったりとした服装をし、ベルトをきつく締めない
⑤かかとの上げ下ろし運動をしたりふくらはぎを軽くもんだりする
⑥眠るときは足を上げる

予防のための足の運動

①足の指でグーをつくる
②足の指をひらく
③足を上下につま先立ちする
④つま先を引き上げる
⑤ひざを両手で抱え、足の力を抜いて足首を回す
⑥ふくらはぎを軽くもむ

（厚生労働省「エコノミークラス症候群の予防のために」より一部抜粋）

ロングトリップ症候群の予防ストレッチ

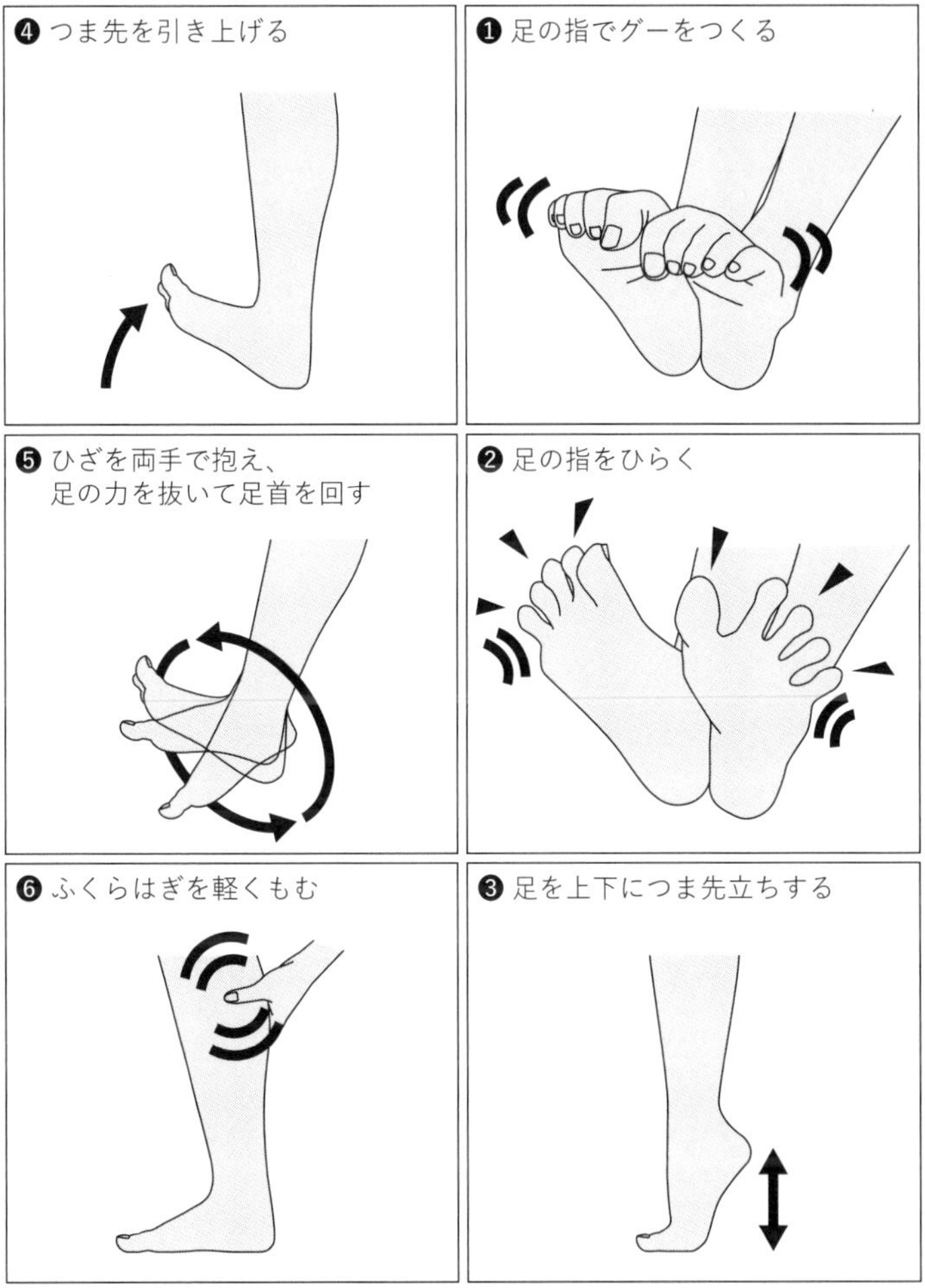

厚生労働省「エコノミークラス症候群の予防のために」より改変

第5章

サラサラ血液を手に入れて
人生100年時代を
健康に過ごす

血流を良くすることは究極のアンチエイジング⁉

昨今はアンチエイジングブームなどといわれ、外見の若々しさを保つ情報がたくさん出回っています。「私はもう年だから……」などと無関心な人がいる一方で、若く見られたいと、はやりに飛びつく人もいます。私は詳しくありませんが、さまざまな化粧品や美容機器、エステなどの施設があり、患者の中にもあれこれ試しているという人はいるようです。

そうした話を聞くたびに思うのは、最も効果的なアンチエイジング法は血流を良くすることなのではないか、ということです。美容関連の商品やサービスを否定するつもりはありませんが、それらを利用するにしてもまず血流を良くすることが先決であり、大切だと思うのです。

血流が良くなければ体のベースが整っているとはいえず、上からどんなに高価な化粧品や美容機器を使っても、その効果が細胞レベルまで届くことはないだろうと思うからです。私の患者の中には、血流が改善されただけで肌つやが格段に良くなり、何歳も若返って見えるようになった人がたくさんいますから、正直なところ、高価な化粧品や機器を使ったり施設などに通ったりしなくてもアンチエイジングは十分にかなうと思っているくらいです。

　アンチエイジングは見た目だけに限りません。健やかで活動的、社交的になるといった、行動面でも若返ることの意義は十分にあると思いますし、私は内科医ですから、見た目よりもこちらのほうが重要だと思っています。つまり、「若々しく見える」よりも「若々しくふるまえる」ことのほうが、特に中高年世代にはアンチエイジングの目的にかなっているように思うのです。

　そして血流を良くすることは、こちらの「若々しくふるまえる」ようになるという意味でのアンチエイジングをかなえるのにも十分な効力をもっています。むしろこちらのほうが本領でしょう。不調が緩和され、病気を遠ざけられるのですから、それだけでも時間を逆戻しできているのと同等の価値があると思います。

社会交流が活発になり、いきいきと暮らせる

厚労省は「平成26年　厚生労働白書」の中で、健康寿命の延伸に向けた最近の取り組みとして高齢者の就労や積極的な社会参加の促進が重要であるとしています。私は、逆もまた真なりで、心身の健康状態が良好であれば、外へ活動の場を求めていくエネルギーが増え、積極的に社会との関わりをもてるようになると考えます。

むしろ、慢性的な不調で悩んでいたり、疲れやすく気力が出なかったりするという人が、どんなに健康に良いからといってもすすんで人と交流をもったり趣味のイベントやボランティアなどに参加したい、とはなかなか思えないものではないでしょうか。無理をして余計に体調を崩してしまう恐れもあります。

自分の体調が良くないのに、人と関われる元気が出るとは思えません。その原因が血流の悪さにあるのならまず、それを正常化すべきです。

漢方の考え方では、血流が整えば「気」、つまり活動エネルギーも滞りなく巡るようになります。それは積極的な人との関わりや社会参加を後押しすることになります。私が日頃の診療でよく感じているのは、たくさんしゃべる人ほど元気が良い、ということです。初診時には体調が悪く、うつむき加減でぼそぼそと、聞かれたことしか答えなかったような人でも、ワーファリン療法で血液の流れを良くして体調が上向くと、それに比例するかのように顔も上がるようになり、私と目を合わせて話してくださるようになります。それだけでなく、言葉数も増えてきて、症状がすっかり消えてなくなる頃には、こちらが何も言わなくても世間話をし始めるほど饒舌《じょうぜつ》になったりします。言葉は人間のもつ重要なコミュニケーションツールですから、よくしゃべることは人間関係や社会との関わりを豊かにします。厚労省のいう健康寿命の延伸にもつながることと思います。

自分の健康を気遣うようになり、ますます健康に

近年は各市区町村でも、シニア世代を対象とした健康維持、増進の取り組みが盛んになっています。例えば公民館で体操教室が開かれたり、ウォーキングなど軽いスポーツのイベントが企画されたりするといったことはあちらこちらでよく見かけます。

興味深いのは、そういった企画への参加者はどちらかというと、もともと健康で元気な高齢者が多いように見受けられることです。

主催側としては、普段あまり運動習慣がなく、家にとじこもりがちな、健康や元気といった言葉からはやや遠い人こそこうした企画に参加してもらい、健康になってほしいとの意図があるのだと思うのですが、そうした人たちはそもそも運動に対して消極的なので参加意欲があまり起こらず、普段から運動している人たちが、より運動の機会を求めて参加する場になっているような気がします。

ここから考えられるのは、「健康になった人ほど自分の健康をより気遣うようになり、

より健康になりたくなる」というような、いってみれば〝正のスパイラル〟が健康になった人には発動されているらしいということです。

体調が良くて気分も良ければ、誰でも活動的になります。痛みもむくみもしびれもなければ体は軽く、思うように動かせますから運動が楽しくなることでしょう。よく動くようになれば筋肉もつくでしょうし心肺機能も向上します。運動すれば食欲も増し、十分な栄養を取り込むことができるようになりますからますます活力が出てコンディションが整います。健康になると将来にわたり、このような望ましい循環が起こり、いきいきと過ごせるようになるのです。

かといって、今、健康に不安のある人や不調に陥っている人が、健康に気遣っていないということではありません。私のクリニックをはじめ、医療機関を受診する人はなんとかしたいと思って来られるのですから、健康への気遣いは高いといえます。この人たちは治療で血液の流れが良くなり、不調が解消すればより健康への関心、意欲は高まると思われます。

問題は、不調があっても「もう年だから」とか「医者に行ってもどうせ治らない」などとあきらめてしまっている層です。こういう人たちにやれ健康教室だ、ウォーキングイベントだと声をかけても、体に冷えや痛みを抱えていますからなかなか重い腰が上がりません。興味をもったとしても、参加したとて周囲の足を引っ張ってはとか、周囲と同じように動けないと恥ずかしい、といった気持ちが先立ち、参加の意欲まではわかない、という人も少なくないようです。

こういう層こそ、私が提唱する「ほとんどの不調は血液の流れの悪さにある」を信じて、治療を受けてほしいと思っています。

瘀血を改善して、人生１００年時代を謳歌しよう

人は誰しも年をとります。そして自然な老化というあらがえない現象により、体のあちらこちらに若い頃にはなかった不調が出やすくなります。これは多かれ少なかれ、誰にも起こることであり、不老不死の薬でも登場しない限り、受容しなければならないと思います。

しかし一方、同じ年齢であっても片やめっぽう元気、片や歩くこともままならない、という大差がつくのも事実で、その差は高齢になればなるほど顕著になるような気がします。

もちろん、生まれつき体が丈夫であるとか、あるいは若い頃体を鍛えてきたなど、生来の資質やこれまでの過ごし方も少なからず影響していると思われます。しかし、不調の根源は「瘀血＝血流の悪さ」にあるのですから、過去はどうあれ今から血流を良くする行動を起こせば、誰でも健康になれるのです。決してもう手遅れとか、やってもむだ、などということはありません。

何しろ「瘀血」の考え方は、漢方の思想が興った数千年前から存在しているのです。もし誤った考え方だったとしたらとうの昔に否定されているはずです。

実際、私のクリニックに来られる患者は70代以降の方が半数以上を占めるといっていい状況ですが、みなさん血流が良くなってからは見違えるように元気になり、「若返った」と喜ぶ人も多数います。不老不死とはいわずとも、あたかも時計を逆戻しできたような実感を得ている患者が多いということです。

健康寿命を延ばし、人生１００年時代を豊かに生き抜ける人は、この逆戻しがうまくいった人といえます。いかに血流を良くして瘀血を改善し、不調を遠ざけられるかがいわゆるシニア世代以降の生活の質、人生の質を左右することに疑問の余地はありません。

誰にとっても1日は24時間で、限りある人生ですから、できるだけ楽しいことや、やりがいのあることに時間をかけたいのはみな同じです。まして、定年退職や子どもの巣立ちなどで一段落したあとも第二、第三の人生プランが立てられるほど寿命が延びている現代日本で、残りの人生の大半を不調や病気との闘いに費やさなければならないとしたらとてもむなしいものです。

不調や病気は、そのままにしているとほかの不調や病気を呼び込みます。例えば糖尿病を放置していると目や腎臓、神経など全身の機能障害を引き起こします。そうなったら通院しなければならない医療機関もどんどん増えてしまい、貴重な人生の時間がどんどん削られます。それは実に、もったいないことだと思います。

もう年だから、とあきらめずに、もっと自分を大事にしましょう。健康になろうとする努力は、その方法を間違えなければ必ず自分に大きな利息がついて返ってきます。いつまでも若々しく元気な体、はつらつとした心、そして豊かな人生を目指すことは、年齢など関係なく、最もやりがいのある、自分への投資だとも思います。

私の提唱するワーファリン療法、ワーファリンと漢方薬との組み合わせ療法こそが、そんな「豊かな人生100年時代」を目指す強力なサポートになり得るものであり、自己投資する価値が十二分にある治療であることを改めて訴え、本書の結びとします。

おわりに

私が、ワーファリンの血流を良くする作用に着目し、治療へ取り入れるようになってから約20年経ちました。治療実績は年々増え、今では毎日の来院患者の約10％が治療対象となっています。当初は冷えやしびれなどの比較的軽度の不調がほとんどだったのですが、今は他の医療機関で治療に難渋するような原因不明の不調や、さまざまな症状が入れ代わり立ち代わりあらわれ、やっかいな不定愁訴など、対象疾患は多岐にわたります。ほぼすべてのケースで、個人差はあるものの治療開始後１カ月前後を境に症状がやわらぎ、その後も再発や新たな不調が起こることなく、快適に生活しています。これほどまで効果があるとは実は当初思っておらず、当の私でさえ驚きを隠せません。

私は１９５４年、リンゴ農家を営む両親のもとに生まれました。子どもの頃から理系志向ではありましたが医者を目指していたわけではなく、小中高と自然の中でのびのび育ったせいか環境問題に興味をもつようになり、第１志望は環境工学でした。簡単にいえば技術の力で温暖化などの環境問題を解決し、人間と環境の良い関係性を持続させることを目指す学問です。今でこそ、ＳＤＧｓなどといわれ注目されてきていますが、私の受験時にこの学科が設置されていたのは大阪大学しかありませんでした。そこで受験したもののあえなく不合格、第２志望であった同大の冶金・金属材料工学科に入学しました。

　卒業後は金属加工・機器製造会社に入社しました。銅加工では国内のリーディングカンパニーであり、大卒の私は幹部候補生の扱いでした。同じような立場の新入社員は私を入れて８人いましたが、その中に、親戚が医師だという人がいました。でも彼は医師を継ぐつもりはないといいます。なぜかと聞いてみたところ、「病で苦しむ人を見るのがつらいから」と返ってきました。子どもの頃から親戚の診療所で、痛みでのたうちまわったりぐったりして生気がなかったりといった患者の様子を垣間見るにつけ、自分はこうした人たちと向かい合う自信はない、との思いを強めたといいます。

それを私は、とても意外に思いました。なぜなら私は、困っている人、苦しんでいる人がいればなんとか助けてあげたい、と自分から歩み寄っていくタイプだったからです。そして、必ずしもみな私のような考えではなく、向き不向きというものはあるんだなあと思いつつ、もしかしたらこうした私の性分は、医療職向きなのかもしれない、と思うようにもなりました。

せっかく入った会社ですが、私はそこでやりたいと思えることがどうしても見いだせず、その年の12月に希望退職者の募集が行われた際、悩んだ末に退職の道を選びました。さて、この先どうしようかと考えたとき、大阪大学時代の友人で、卒業後医学の道を志し、浪人生活をしていた人がいることを思い出しました。そうだ、人助けをしたい自分の性分を活かせるのは医学の道だ、と思い、私も医大に入り直そうと一から勉強を始めたのです。なかなか簡単には言い表せない努力、努力の日々を重ね、2年後に弘前大学医学部への切符を手にしました。

かくして医師への道を歩み始めた私ですが、本稿でも述べたように西洋医学的な、部分しか見ない治療アプローチは私にとって物足りないものでした。一人ひとり違う人間の体を理論的に分析しきることは不可能だと考えていたのです。そんな折、漢方を自主的に学んでいる学友のすすめで自分もその集まりに参加し、全体像をとらえ原因にアプローチするという考え方に共感しました。そこで自分も漢方の勉強をし、学内に東洋医学研究会を立ち上げ同志を増やしていったのです。

卒業後は研修医として、札幌徳洲会病院で研修医としてしばらく勤務しました。昼夜問わずの診療続きで、仕事はそれはそれはきついものでした。さらに私は、医学部に高卒後現役で入った同級生より6歳も年上だったため、早く実力をつけねばとプレッシャーもありました。しかしこの病院では、患者を助けるために全力を尽くすという精神をたたきこまれ、今では医師としての私の一生の財産になっています。

その後いくつかの病院勤務を経て、平成6年ついに開業しました。大阪大学を卒業してすでに17年もの年月が経っていました。

このような、医師になるまでの経緯を話すと、人は私のことを苦労人と思うかもしれません。しかし私は、困っている人を助けるためにあらゆる手立てを考え、試行錯誤しながら実行していくことを決して苦労とは思いませんし、それで感謝されれば充実感でいっぱいになります。先の大手企業を辞めるときに、将来も約束されているようなものだったのにもったいない、との外野の声があったのは事実です。でも、今「医師になって良かったですか？」と聞かれれば何一つ言いよどむことなく、「当然です」と即答できます。

瘀血に対するワーファリン療法もそんな、人助けをしたい、役に立ちたい気持ちが誕生の原動力となりました。

この治療法を確立するに至った背景には、西洋医学には根付いていない「原因に働きかける」漢方医学の考え方が、医療人としての自分に染みついているからだと思っています。

「木を見て森を見ず」ということわざがあります。ここには、細部にばかりとらわれて大局を見ていなければ失敗するとのいましめが込められていますが、病気も例外ではないと私は思います。人全体を森とすれば、森を構成しているたくさんの木が人の各臓器や組織にあたります。その中の一部の木が傷んでいるのが目についたとして、ではその傷を手当てしたり、あるいはその木だけ伐採しさえすればいいのか、といえばそうはなりません。それだけでは森全体を健全な状態にすることはできないからです。例えば、土の質が悪ければ健康な木もやがて元気がなくなり、次から次へと傷んでいきますし、害虫のせいだったとしたら、木一本切ったとしてもなんの解決にもならず徹底した駆除が必要になってきます。

それと同じように医療も、臓器や器官といった部分だけ見ていても人を健康な状態にすることはできないと私は考えます。見えているものだけに手を打つのではなく、隠れている原因を探しそこに対して手を打つ大切さを、漢方医学が私に教えてくれたからこそ、漢方では瘀血と呼ばれる血流の悪さがあまたの不調の原因であることを確信し、そこに対するワーファリンの効果に気づけたのだと思います。

しかし、現代の西洋医学では、全体の中で目立つ、傷んでいる木しか見ていないので、そこだけ何か手を打ってもさして変わらず、根本的な解決にはなかなか至りません。日本の今ある医療機関の大半は西洋医学に基づいた治療を行っていますから、瘀血のような病態を治してくれる場はとても限られてしまうのです。

瘀血は老若男女誰でもなり得るとはいえ、実際には高齢になるほど多く、それにより不調や病気を抱えこみやすくなります。高齢者比率が４割をうかがう現代日本において、原因に手を打つ医療が手薄になっている実状は憂うべきです。

漢方医学の優れた知見「瘀血」が現代社会に多い不調や病気を解決するカギとなることと、ワーファリンが有力な解決法となり得ることが、もっと多くの人に知られ、それによって救われる人が一人でも増えることを願ってやみません。

末筆となりますが、本書の執筆にあたりお世話になった方々、また貴重な症例を通して私に瘀血治療の大切さを教えてくださった患者のみなさまに心より御礼申し上げます。

最後までお読みくださり、ありがとうございました。

三上信久（みかみ のぶひさ）

1954年に青森県板柳町でリンゴと米農家の3人兄弟の次男として生まれる。

1973年に大阪大学工学部冶金・金属材料工学科入学。1977年大学のゼミの先生の勧めで玉川機械金属株式会社（現在の三菱マテリアル株式会社）入社、冶金・金属産業で有名な銅加工事業部に配属されるも、同年12月に医学の道を志すことを決意し希望退職募集に応じて退職。一から勉強して1979年に2回目の受験で弘前大学医学部に合格、東洋医学研究会をつくり、漢方も学んだ。1985年に同大を卒業し、札幌徳洲会病院へ入職。その後いくつかの病院で経験を積み、1994年12月に下長内科クリニックを開設し、以降、地域医療の向上に努めている。現在、八戸平和病院、スワンクリニック（南部町）での非常勤医師も務める。

本書についての
ご意見・ご感想はコチラ

サラサラ血液を手に入れる

血流“劇的”改善法

2024年4月30日　第1刷発行

著　者　　三上信久
発行人　　久保田貴幸

発行元　　株式会社 幻冬舎メディアコンサルティング
〒151-0051　東京都渋谷区千駄ヶ谷4-9-7
電話　03-5411-6440（編集）

発売元　　株式会社 幻冬舎
〒151-0051　東京都渋谷区千駄ヶ谷4-9-7
電話　03-5411-6222（営業）

印刷・製本　中央精版印刷株式会社
装　丁　　弓田和則

検印廃止

©NOBUHISA MIKAMI, GENTOSHA MEDIA CONSULTING 2024

Printed in Japan
ISBN 978-4-344-94791-7 C2047
幻冬舎メディアコンサルティングＨＰ
https://www.gentosha-mc.com/

※落丁本、乱丁本は購入書店を明記のうえ、小社宛にお送りください。
送料小社負担にてお取替えいたします。
※本書の一部あるいは全部を、著作者の承諾を得ずに無断で複写・複製することは
禁じられています。
定価はカバーに表示してあります。